Volker Röseler

Professioneller Umgang mit Zwangsstörungen

Psychiatrie Verlag

Herausgeber und Autor

Die Reihe »better care« wird herausgegeben von

Manuela Grieser, Studienleiterin des Fachbereichs Gesundheit an der Berner Fachhochschule

Prof. Dr. Michael Schulz, Inhaber des Lehrstuhls für Psychiatrische Pflege an der Fachhochschule der Diakonie in Bielefeld

Gianfranco Zuaboni, Pflegewissenschaftler und Leiter der Abteilung Pflegeentwicklung im Sanatorium Kilchberg, Zürich

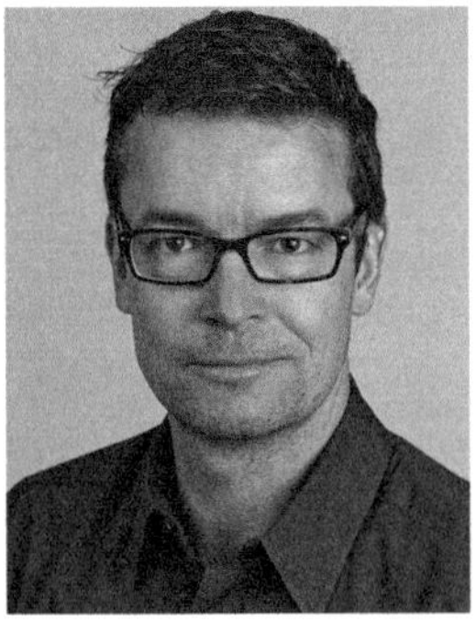

Der Autor Volker Röseler ist Pflegefachmann und seit zwanzig Jahren in verschiedenen Funktionen und Bereichen in der Psychiatrie tätig. Seit 2007 lebt er in der Schweiz und arbeitet auf der Psychotherapiestation des Sanatoriums Kilchberg, Zürich, für Menschen mit Zwangsstörungen und Essstörungen.

Volker Röseler

Professioneller Umgang mit Zwangsstörungen

Volker Röseler
Professioneller Umgang mit Zwangsstörungen
1. Auflage 2015
better care 4
ISBN Print: 978-3-88414-634-7
ISBN PDF: 978-3-88414-877-8

Bibliografische Information der Deutschen Nationalbibliothek
Die Deutsche Nationalbibliothek verzeichnet diese Publikation
in der Deutschen Nationalbibliografie;
detaillierte bibliografische Daten sind im Internet
über http://dnb.ddb.de abrufbar.

Lektorat: Karin Koch, Köln
Umschlagkonzeption und -gestaltung: GRAFIKSCHMITZ, Köln,
unter Verwendung eines Fotos von jock+scott / photocase.com
Typografiekonzeption und Satz: Iga Bielejec, Nierstein
Druck und Bindung: KN Digital Printforce, Erfurt

Nicht die Dinge verwirren die Menschen,
sondern die Ansichten, die sie von den Dingen haben.
Epiktet

Downloadmaterialien

Diagnosekriterien einer Zwangsstörung

Y-BOCS – Yale-Brown Obsessive Compulsive Scale

Das kognitiv-behaviorale Modell zur Entstehung und Aufrechterhaltung von Zwangsstörungen

Das Sechs-Phasen-Modell der Pflege bei Zwangsstörungen

SMART-Zielbogen

Ausführliche Achtsamkeitsübung zum Umgang mit Zwangsgedanken

Kurze achtsame Imaginationsübung zum Umgang mit Zwangsgedanken

Planungsformular für eine Zwangshierarchie

Planungsformular für eine Exposition

Formblatt für ein Expositionsprotokoll

Das Downloadmaterial finden Sie auf der Webseite des Buches: http://www.psychiatrie-verlag.de/buecher/detail/book-detail/professionelle-pflege-bei-zwangsstoerungen.html
Das Passwort lautet: Vom_Zwang_lernen

Vorwort: Das Drängende des Zwangs

Es freut uns, mit dem vorliegenden Buch von Volker Röseler, »Professionelle Pflege bei Zwangsstörungen«, bereits den vierten Band der »better care«-Reihe herausgeben zu können. Der Titel dieser Buchreihe ist Programm: »better care« deutet auf das Entwicklungspotenzial der pflegerischen Praxis hin, wie sie sich in diesem Buch zur Pflege von Menschen mit Zwangserkrankungen auf spezifische Weise zeigt.
Zwangserkrankungen sind weitverbreitet, je nach Schätzung können davon zwölf Personen von 100.000 betroffen sein. Die Erkrankung schränkt das Leben und die Lebensqualität der betroffenen Person und deren Umfeld massiv ein. Auf der Homepage der Schweizerischen Gesellschaft für Zwangsstörungen kommt eine Betroffene zu Wort. Sie sagt: »Es gibt eigentlich nichts, worauf sich der Zwang nicht ›draufsetzen‹ kann. Kein Thema ist ihm fremd, vor nichts hat er Respekt.«
Die psychiatrisch Pflegenden begleiten Menschen mit Zwangserkrankungen in allen Settings. Dies hat zur Folge, dass alle Pflegefachpersonen im Verlauf ihrer beruflichen Laufbahn in Kontakt mit betroffenen Menschen kommen. Diese Begegnungen können für beide Seiten sehr frustrierend, konfliktreich und wenig konstruktiv verlaufen. So berichtete mir ein erfahrener und engagierter Berufskollege von seinen eigenen Begegnungen mit Patientinnen und Patienten mit Zwangserkrankungen. Er arbeitete vorwiegend auf psychiatrische Aufnahmestationen, wo in unregelmäßigen Abständen Menschen mit Zwangserkrankungen aufgenommen wurden. Rückblickend stellte er beim Behandlungsverlauf ein wiederkehrendes Muster fest. Dies zeichnete sich aus durch ein hohes Engagement zu Beginn des Aufenthalts und endete regelmäßig in Resignation und kollektiver Hilflosigkeit. So setzte man diverse Maßnahmen ein, um dem Zwang zu begegnen. Man ließ sie aber bald wieder fallen, weil sich der gewünschte Effekt nicht einstellte. Für den Berufskollegen hat der Zwang etwas Drängendes, was nicht nur die betroffene Person,

sondern auch das Gegenüber zu einer Reaktion zwingt. Diese Reaktion, so meinte er, entspringe vielfach einer spontanen Eingebung und beruhe nicht auf gesichertem Fachwissen.
Auch wenn mir diese persönliche Einschätzung meines Kollegen vor allem auf Bereiche zuzutreffen scheint, in welchen es vergleichsweise wenig Kontakt mit entsprechenden Patientinnen und Patienten gibt und dadurch auch die Möglichkeit gering ist, über die praktischen Erfahrungen Behandlungsstrategien zu entwickeln – der Blick in die einschlägige Fachliteratur eröffnet eine Diskrepanz. Obwohl die Pflege von Menschen mit Zwangserkrankungen eine große Herausforderung darstellt und nicht nur Pflegefachpersonen auf spezifischen Psychotherapiestationen in der Lage sein müssen, betroffenen Menschen adäquate und hilfreiche Angebote zu machen, gibt es kaum Fachpublikationen, welche sich diesem Thema aus dem Blickwinkel der psychiatrischen Pflege annehmen. Aus diesem Grund freut es uns sehr, mit dem vorliegenden Buch von Volker Röseler diese Lücke in der Fachliteratur zu schließen.
Das Buch vermittelt den theoretischen Hintergrund zu den Zwangserkrankungen und zeigt Mittel und Wege auf, wie die psychiatrisch Pflegenden betroffenen Menschen fachgerecht helfen können. Das Buch ist sowohl für »Einsteiger«, die wenig bis gar keine Vorkenntnisse mitbringen, als auch für Erfahrenere nützlich, welche die eigenen Vorkenntnisse vertiefen möchten. So erleichtert das Drehbuch für Expositionen den Zugang zu den für den Alltag so wichtigen Übungen zur Überwindung der Zwänge, die Pflegepersonen in Absprache mit den Einzeltherapeuten gut begleiten können. Auch die besondere Bedeutung von klarer Kommunikation und konsequentem Handeln, die Volker Röseler als seine Lernerfahrung im Umgang mit dem Zwang herausstellt, wird man als Lektüregewinn gerne »mitnehmen«. Deshalb hoffen wir, mit diesem Buch möglichst viele Pflegefachpersonen zu erreichen und sie damit bei der herausfordernden und inspirierenden Pflege von betroffenen Menschen zu unterstützen.

Gianfranco Zuaboni, Kilchberg, für das Herausgeberteam

Einführung: Die Psychiatrische Pflege braucht störungsspezifisches Wissen

Die Entstehungsgeschichte dieses Buches geht zurück auf das Jahr 2010, als ich im Rahmen meiner Abschlussarbeit für den Weiterbildungsstudiengang »Psychiatrische Pflege« an der Berner Fachhochschule, Fachbereich Gesundheit, das folgende Thema wählte: »Wie erleben Menschen mit Zwangsstörungen und ihre Umgebung die Erkrankung und welche Interventionen durch psychiatrische Pflegekräfte sind hilfreich?«. Bei der anschließenden Literaturrecherche wurde mir der Zusammenhang zwischen mangelnder Thematisierung der Zwangsstörung in der Literatur für Pflegefachkräfte und dem ebenso mangelnden praktischen Pflegewissen über Entstehung und Behandlung der Zwangsstörung deutlich. Wenn ich auf meinen Berufsweg in der Psychiatrie zurückblicke, muss ich sagen, dass ich während meiner über zehnjährigen Tätigkeit als Pflegefachmann in vier verschiedenen psychiatrischen Institutionen in Deutschland praktisch nichts Relevantes über die Zwangsstörung, ihre Entstehung und Therapie gelernt habe und dementsprechend auch nichts über einen möglichen fachlichen Beitrag von Pflegefachpersonen zur Behandlung der Betroffenen. Dies lag weder an der mangelnden Qualität der einzelnen Institutionen noch an mangelndem Wissensdrang oder Weiterbildungsbereitschaft meinerseits. Zwänge, Zwangsgedanken und insbesondere sichtbare Zwangshandlungen wurden vor allem als Symptome einer anderen, »behandlungswürdigen« Erkrankung wie einer Depression oder Angststörung wahrgenommen, welche vorzugsweise durch Pharmakotherapie behandelt wurde. Störungsspezifische Interventionen durch die kognitive Verhaltenstherapie, der auch damals schon wissenschaftlich anerkannten Therapie der Wahl, fanden nicht statt.

Seit 2007 arbeite ich in der Schweiz auf einer Psychotherapiestation, die störungsspezifische Therapie für Menschen mit einer Zwangsstörung in Form von kognitiver Verhaltenstherapie mit Expositionstraining und Reaktionsmanagement lege artis, nach den Regeln der Kunst, anbietet. Die Berichte der Betroffenen über ihre Vorerfahrungen in ambulanter, teil- und vollstationärer Therapie decken sich größtenteils mit meinen persönlichen Erfahrungen aus Deutschland. Auch in Gesprächen mit engagierten Kollegen aus unterschiedlichen psychiatrischen Settings erhärtet sich der Eindruck eines erheblichen Nachholbedarfs an Wissen über das Störungsbild der Zwangserkrankung und seine Behandlung. Gibt man in einer Suchmaschine eine Begriffskombination aus »Zwangsstörung« und »Pflege« ein, landet man kaum aufschlussreiche Treffer. Die Informationen sind dürftig bis falsch; so finden sich immer noch vermeintlich fachliche Empfehlungen zum Unterdrücken und Verhindern von Zwangshandlungen. Die Erfolg versprechende Behandlungsmöglichkeit der kognitiven Verhaltenstherapie mit Expositionstraining wird im besten Fall erwähnt. Wie diese im Einzelnen aussieht, bleibt unklar. Da ich für mich in den letzten Jahren die Erfahrung machen durfte, dass die Arbeit mit Betroffenen einer Zwangsstörung eine sehr interessante und – bei Anwendung der richtigen Interventionen – auch eine sehr befriedigende Tätigkeit für Pflegefachpersonen im ambulanten wie im stationären Bereich sein kann, möchte ich mit diesem Buch diese Erfahrung teilen.

Im Mittelpunkt steht die Darstellung des gesamten Ablaufs des Expositionstrainings mit Reaktionsmanagement. Hierbei sehe ich die qualifizierten Pflegefachpersonen als wichtige Mitglieder eines interdisziplinären Behandlungsteams verschiedener Berufsgruppen, die alle gemeinsam dazu beitragen können, dass Menschen mit einer Zwangsstörung schneller und umfassender geholfen wird, als dies bisher der Fall war. Auf die schnell auftauchende Frage, inwiefern dies ein pflegerelevantes Thema ist und wie genau die Zusammenarbeit mit Ärzten und Psychologen aussehen kann, wird an verschiedenen Stellen eingegangen werden. An dieser Stelle möchte nur schon auf etwas hinweisen: In einem derart übungsintensiven Verfahren wie der kognitiven Verhaltenstherapie können nicht alle Expositionen von Einzeltherapeutinnen und Einzeltherapeuten durchgeführt werden und müssen es auch nicht. Nach dem Positionspapier des Schweizer Berufsverbands der Pflegefachfrauen und Pflegefachmänner »Perspektive 2020« (SBK 2011) gehört zu den zentralen Aufgaben der professionellen Pflege die »Begleitung der Betroffenen in der Bewältigung ihres Alltags und deren Beratung und Unterstützung in dem Umgang mit der Krankheit«. Diese Alltagskompetenz ist eine gute Basis für Interventionen der kognitiven Verhaltenstherapie im Allgemeinen und Expositionsübungen im Besonderen.

Fachwissen ist ein zentrales Kriterium guter psychiatrischer Pflege (Richter u. a. 2014). Neben der Fähigkeit, eine Beziehung aktiv zu gestalten, zielorientiert zu arbeiten und eine Haltung einzunehmen, die Recovery und Empowerment bei den Betroffenen fördert, gehört auch störungsspezifisches Wissen dazu. Gerade bei der Zwangserkrankung gibt es einige Besonderheiten zu beachten, die dem traditionellen Bild der fürsorglichen Pflege scheinbar zuwiderlaufen. Gleichzeitig wird die Bedeutung von klarem und konsequentem Verhalten hier besonders sichtbar und kann auch ein Gewinn für die Pflege von Menschen mit anderen psychischen Störungen sein.

Eine Besonderheit sei hier schon erwähnt: Im Text ist immer wieder eine personifizierte Ansprache des Zwangs zu finden: »Der Zwang denkt, macht, versucht …« Dies lehnt sich an die systemische Technik des Externalisierens an, die den Betroffenen hilft, einen inneren Abstand zwischen sich als Person und ihrem Problem – hier den Zwangssymptomen – zu schaffen. Statt »Ich habe …« sagen sie dann eher: »Der Zwang hat …« oder »Mein Zwang hat …«. Das ist übrigens auch eine gute Methode, um bei den oft langfristigen Begleitungen von Menschen mit Zwangsstörungen die typischen Bitten um Rückversicherungen oder gar Rückfälle nicht persönlich zu nehmen. Nicht der Patient, die Patientin, will immerzu wissen, ob dies und das nun richtig oder genug ist, der Zwang will es.

Damit möchte ich es an dieser Stelle belassen und möchte Sie einladen, den Zwang und die Menschen, die mit ihm kämpfen, näher kennenzulernen.

Ich danke Gianfranco Zuaboni, ohne den dieses Buch nicht begonnen worden wäre, und meiner geliebten Frau, ohne die es nicht beendet worden wäre.

Zuletzt danke ich allen Kolleginnen und Kollegen und Betroffenen, mit denen ich arbeiten konnte, von denen ich lernen durfte und die mir die Erlaubnis gegeben haben, sie im Buch zu erwähnen oder zu zitieren.

Volker Röseler

Grundlagen

In diesem ersten Teil des Buches werden die störungsspezifischen Besonderheiten der Zwangsstörung und das Erleben der Betroffenen beschrieben, um einen Zugang zum Verständnis des Krankheitsbildes zu schaffen und damit den pflegerischen Umgang mit den Patientinnen und Patienten zu erleichtern. Auch die Rollen, Aufgaben und Gestaltungsmöglichkeiten der Pflegefachpersonen werden beleuchtet. Ziel ist es, das Fachwissen zu vermitteln, das die Zusammenarbeit und Kommunikation mit den anderen Berufsgruppen erleichtert und auch Grundlage der pflegerischen Arbeit im Umgang mit den betroffenen Menschen ist. Daran wird sich die Darstellung der berufsspezifischen Aufgaben und Anforderungen anschließen.

Zahlen, Daten, Fakten

Mit einer in zahlreichen Studien nachgewiesenen durchschnittlichen Prävalenz von 2–3 % der jeweiligen Gesamtbevölkerung zählt die Zwangsstörung (englisch: Obsessive Compulsive Disorder; OCD) zu den häufigsten psychischen Erkrankungen (Reinecker 2009). Für die Bundesrepublik Deutschland bedeutet dies ungefähr zwei Millionen Betroffene (Fricke 2007). Die Symptomatik der einzelnen Patienten ist vielfältig und reicht vom »unsichtbaren« Gedankenzwang über vermehrtes Händewaschen bis hin zu komplexen Abfolgen teilweise bizarr anmutender Zwangshandlungen. Trotz des häufigen Auftretens und der deutlichen Symptome hat die Erkrankung für viele psychiatrisch Tätige etwas Merkwürdiges und nur schwer Nachvollziehbares. Nicht selten werden deshalb das Ausmaß der zugrunde liegenden Ängste und der daraus resultierende Leidensdruck unterschätzt oder völlig verkannt und die Betroffenen aufgefordert, sich zusammenzureißen oder sich nicht so anzustellen. Auch der in diesem Zusammenhang immer wieder fälschlich benutzte Ausspruch »Ein bisschen zwanghaft sind wir doch alle« trägt eher zur zunehmenden Selbststigmatisierung der Betroffenen bei als zu ihrer Behandlungseinsicht und Hoffnung auf positive Veränderung.

Die Folge ist, dass sich die Betroffenen im Durchschnitt erst sieben Jahre nach ihrer Erkrankung in eine Behandlung begeben, und wenn sie es endlich tun, dort häufig nicht die »Therapie der Wahl« bekommen: kognitive Verhaltenstherapie mit Expositionstherapie und Reaktionsmanagement, eventuell mit medikamentöser Begleittherapie (ALTHAUS u.a. 2008). BÖHM und Kollegen (2008) konnten nachweisen, dass 70–80 % der angebotenen Therapien keine oder nur zum Teil Elemente der kognitiven Verhaltenstherapie enthielten. Nach OLSON (2007) liegt die »Behandlungslücke« bei der Zwangsstörung zwischen der angenommenen Prävalenz und den tatsächlich durchgeführten Therapien bei 57,3 %. Im Vergleich dazu liegt z.B. der Wert für die Schizophrenie bei 32,2 %. Die Behandlungssituation für Menschen mit einer Zwangsstörung ist also alles andere als zufriedenstellend.

Zwangsstörungen beginnen meist im frühen Erwachsenenalter, wobei das durchschnittliche Alter bei Krankheitsbeginn bei 23 Jahren liegt. Männer und Frauen erkranken etwa gleich häufig, Männer allerdings im Schnitt fünf Jahre früher als Frauen (REINECKER 2009). Laut FRICKE (2007) liegt der Anteil der Patientinnen und Patienten, die schon seit der Kindheit unter Zwängen leiden, in unterschiedlichen Studien zwischen 10 und 20 %. Nach dem 40. Lebensjahr findet man kaum noch Ersterkrankungen. Unterschiede bestehen bei den Subtypen: Frauen leiden vermehrt unter Waschzwängen, bei Männern stehen die Kontrollzwänge und die reinen Zwangsgedanken im Vordergrund.

Die früher vermutete Schichtspezifität haben neuere Untersuchungen nicht bestätigt. Zwangsstörungen treten in allen Gesellschaftsschichten und Kulturkreisen gleichermaßen auf. Die früher festgestellte Häufung bei gut situierten Bildungsbürgern ist nach der zunehmenden Aufklärung über die Erkrankung durch Ärzte, Betroffene und Angehörige zurückgegangen. Die niedrigere Behandlungsschwelle hat dazu geführt, dass auch Betroffene aus »einfachen Verhältnissen« vermehrt eine Therapie beginnen (ALTHAUS u.a. 2008).

Nach TOMINSCHEK (2007) lassen zahlreiche Studien eine Einteilung in zwei Gruppen sinnvoll erscheinen: die eine mit einem frühen Krankheitsbeginn (early-onset = jünger als 12–15 Jahre) und die andere mit späterem Krankheitsbeginn (late-onset = älter als 12–15 Jahre). Die Early-onset-Gruppe zeigt eine größere Symptomvielfalt, eine massivere Symptomatik und hat ein größeres Chronifizierungsrisiko. Diese Betroffenen haben häufig ein stark belastetes familiäres Umfeld, vermehrte Komorbiditäten und sprechen schlechter auf die medikamentöse Behandlung mit SSRI (selektive Serotonin-Wiederaufnahmehemmer) an.

Diagnosekriterien nach ICD-10 und DSM 5

Die Internationale Klassifikation der Krankheiten (englisch: International Classification of Diseases; ICD) rechnet die Zwangsstörung zu den neurotischen Störungen (Dilling u. a. 2013). Die Diagnose Zwangsstörung (F42) wird in der 10. Fassung unterteilt in:

F42.0 → Vorwiegend Zwangsgedanken oder Grübelzwang
F42.1 → Vorwiegend Zwangshandlungen (Zwangsrituale)
F42.2 → Zwangsgedanken und -handlungen, gemischt
F42.8 → Sonstige Zwangsstörungen
F42.9 → Zwangsstörung, nicht näher bezeichnet

Um die Diagnose einer Zwangsstörung stellen zu können, müssen mindestens zwei Wochen lang Zwangsgedanken oder Zwangshandlungen an den meisten Tagen auftreten, die die Betroffenen als quälend oder einschränkend erleben. Diese Symptome müssen nach Dilling u. a. (2013) folgende Merkmale aufweisen:

- **Sie müssen als eigene Gedanken oder Impulse für den Patienten erkennbar sein.**
- **Wenigstens einem Gedanken oder einer Handlung muss noch, wenn auch erfolglos, Widerstand geleistet werden, selbst wenn sich der Patient gegen andere nicht länger wehrt.**
- **Der Gedanke oder die Handlungsausführung dürfen nicht an sich angenehm sein (Erleichterung von Spannung und Angst wird nicht als angenehm in diesem Sinn betrachtet).**
- **Die Gedanken, Vorstellungen oder Impulse müssen sich in unangenehmer Weise wiederholen.**
- **Die Betroffenen leiden unter ihren Zwangsgedanken und / oder Zwangshandlungen oder werden in ihrer Leistungsfähigkeit beeinträchtigt.**
- **Die Zwangsstörung ist nicht bedingt durch eine andere psychische Störung, wie z. B. Schizophrenie oder affektive Störungen.**

Auf die Diagnosekriterien der ICD-10 beziehen sich auch die S3-Behandlungsleitlinen der Deutschen Gesellschaft für Psychiatrie und Psychotherapie, Psychosomatik und Nervenheilkunde (DGPPN; die Diagnosekriterien der Leitlinie sind im Downloadbereich des Buches zu finden). Das Diagnostische und Statistische Manual Psychischer Störungen (DSM 5) der American Psychiatric Association von 2014 rechnet die Zwangsstörung anders als die ICD-10 den Angststörungen zu. Es gibt hier keine eigene diagnostische Kategorie für Zwangsgedanken und Zwangshandlungen. Statt einem Mindestzeitraum von 14 Tagen ist ein täglicher Zeitaufwand für den Zwang von mindestens einer Stunde für die Diagnosestellung erforderlich. Die übrigen Ein- und Ausschlusskriterien gleichen denen der ICD-10.

Die Schwere der Zwangsstörung kann anhand von Fragebögen festgestellt werden. Am besten evaluiert ist die Yale-Brown Obsessive Compulsive Scale (Y-BOCS); die autorisierte deutsche Fassung von Büttner-Westphal und Hand (1991) befindet sich im Downloadbereich des Buches. Mit diesem Fragebogen werden im ersten Schritt die Inhalte der Zwangsgedanken und -handlungen durch die ärztlichen oder psychologischen Therapeuten erfasst, und im zweiten Schritt wird der Schweregrad der Störung eingestuft. Quantitative Kriterien sind der Zeitaufwand für den Zwang pro Tag und das persönliche Empfinden von Belastung, Leidensdruck, Widerstand und Kontrollierbarkeit der Betroffenen. Die Einteilung erfolgt in fünf Stufen von subklinisch über leicht, mäßig und schwer bis extrem. In der fünften Stufe beschäftigen sich die Betroffenen täglich mehr als acht Stunden mit ihren Zwangsgedanken und/oder Zwangshandlungen.

Die Y-BOCS gilt aktuell als »Goldstandard« der Schweregraderfassung. Von Baer (2001) liegt eine Selbstrating-Variante der Y-BOCS vor.

Differenzialdiagnosen und komorbide Störungen

Es gibt einige psychische Störungen mit ähnlichen Merkmalen, die durch Differenzialdiagnosen von der Zwangsstörung abgegrenzt werden müssen. Den Ärzten und Psychologinnen stehen dafür verschiedene Diagnose-Checklisten und Screening-Instrumente zur Verfügung. Hier soll nur ein kurzer Überblick über die wichtigsten Differenzialdiagnosen gegeben werden, wie sie in den S3-Leitlinien der Deutschen Gesellschaft

für Psychiatrie und Psychotherapie, Psychosomatik und Nervenheilkunde (DGPPN 2013) benannt werden:
Zwanghafte Persönlichkeitsstörung → Gemeinsamkeiten liegen in der Beschäftigung mit Sauberkeit, Ordnung und Genauigkeit. Die Betroffenen einer zwanghaften Persönlichkeitsstörung empfinden jedoch ihre Gedanken und Überzeugungen als ich-synton, das heißt, sie leisten keinen Widerstand und haben weniger Einsicht in das Übertriebene ihres Verhaltens. Insgesamt handelt es sich um stabile und starre Muster.
Depression → Gemeinsamkeiten sind das Empfinden von Schuld und Angst und das Grübeln. Das Grübeln richtet sich jedoch eher in die Vergangenheit, und es gibt weder neutralisierende Rituale noch wiederkehrende Bilder und Albträume (Intrusionen) oder Widerstand.
Schizophrenie → Gemeinsamkeiten sind bizarr wirkende Ideen, magisches Denken und sozialer Rückzug. Bei der Schizophrenie besteht jedoch weniger Einsicht, der Affekt ist parathym, das heißt, Gefühl und Gefühlsausdruck passen nicht zueinander, und es gibt ein Gefühl der Beeinflussung von außen.
Generalisierte Angststörung → Gemeinsamkeiten liegen im Grübeln, Sorgen und Sich-Ängstigen. Die Sorgen sind jedoch chronisch und beziehen sich auf alltägliche Inhalte. Es gibt keine Intrusionen und keine Rituale.
Soziale und spezifische Phobien → Gemeinsamkeiten sind die Vermeidungsstrategie, der soziale Rückzug und das Empfinden von Angst. Diese Angst wird jedoch nur in konkreten sozialen Situationen hervorgerufen, und es gibt keine Rituale.
Von HOLLANDER (1998) wurde das Konzept der Zwangsspektrumsstörungen eingeführt, das einen guten Überblick über phänomenologisch ähnliche Störungsbilder gibt und sich in einem Kontinuum zwischen Zwanghaftigkeit und Impulskontrollstörung bewegt (siehe Abb. 1).

Abbildung 1 **Zwangsspektrumsstörungen im Überblick**
(nach HOLLANDER 1998)

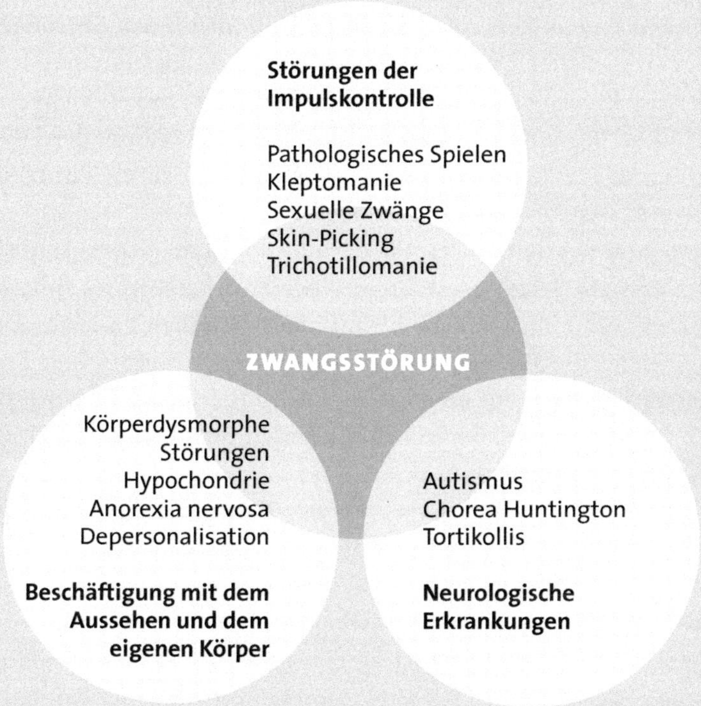
Störungen der Impulskontrolle
Pathologisches Spielen
Kleptomanie
Sexuelle Zwänge
Skin-Picking
Trichotillomanie
ZWANGSSTÖRUNG
Körperdysmorphe Störungen
Hypochondrie
Anorexia nervosa
Depersonalisation
Beschäftigung mit dem Aussehen und dem eigenen Körper
Autismus
Chorea Huntington
Tortikollis
Neurologische Erkrankungen

In Richtung Impulskontrollstörung spielen das Skin-Picking, also das zwanghafte selbstverletzende Manipulieren der eigenen Haut, und die Trichotillomanie, das zwanghafte Ausreißen der eigenen Haare, eine bedeutsame klinische Rolle. Anders als bei reinen Zwangsritualen werden beide Verhaltensweisen eher als angenehm empfunden, trotz des ebenfalls hohen Leidensdrucks. Beide Verhaltensweisen dienen vor allem der Spannungsregulation unangenehmer Gefühle. Daher hat sich eine Kombination aus Expositionstraining und Skillstraining nach DBT für diese Betroffenen bewährt.
Die Angaben zu den Häufigkeiten der Komorbiditäten bei Zwangsstörungen schwanken stark, insbesondere bei der häufigsten komorbiden Störung, der Depression. So gehen z. B. ALTHAUS und Kollegen (2008)

bei bis zu einem Drittel aller Betroffenen von einer zusätzlichen depressiven Störung aus, REINECKER (2009) sogar von mehr als der Hälfte. Die S3-Leitlinie Zwangsstörungen der DGPPN (2013) gibt einen Bereich von 35–78 % an.
Sicher scheint eine allgemein hohe Rate an komorbiden Störungen zu sein. Zwei Drittel aller Zwangspatienten haben mindestens eine weitere psychiatrische Diagnose (BEVERLY 2003; CAMERON 2007). Weitere häufige psychische Begleiterkrankungen sind laut S3-Leitlinie der DGPPN (2013) u.a. die Panikstörung mit 12–48 %, die sozialen Phobien mit 18–46 % und Essstörungen mit 8–17 %.
Nicht vergessen werden dürfen die dermatologischen Komorbiditäten, die häufig erst zur Diagnosestellung einer Zwangsstörung führen. So führen exzessives Händewaschen und/oder Duschen zu Hauterkrankungen, welche die Betroffenen zuerst in dermatologischen Praxen vorstellen und in der Folge eine Zwangsstörung festgestellt wird. Bis zu 20 % der primär dermatologischen Patienten und Patientinnen zeigen Zwangssymptome (FINEBERG u.a. 2003).
Im Weiteren beschäftigen wir uns mit der Zwangsstörung im engeren Sinn, wie sie in der ICD-10 unter Punkt F42 definiert wird.

Pflegediagnose »Machtlosigkeit«

Eine Pflegediagnose Zwangsstörung gibt es nicht. Nach der NANDA-Taxonomie 2, der aktuellen Klassifikation der North American Nursing Diagnosis Association, die weltweit genutzt wird, fällt die Diagnose »Machtlosigkeit« unter der Kategorie Selbstwahrnehmung ins Auge. Die Definition lautet: »Die Wahrnehmung, dass das eigene Handeln keinen wesentlichen Einfluss auf den Ausgang einer Sache haben wird; wahrgenommener Kontrollverlust über eine momentane Situation oder ein unmittelbares Ereignis« (DOENGES u.a. 2002, S. 500). Das Ausmaß der empfundenen Machtlosigkeit lässt sich dann noch spezifizieren in schwer, mäßig und leicht.
Mehrere Aspekte dieser Diagnose lassen sich gut auf die Folgen der Zwangsstörung anwenden. Die meisten Betroffenen, mit denen die Diagnose direkt besprochen wird, finden ihre Situation darin im Vergleich zu anderen Pflegediagnosen am besten dargestellt.
Der Aspekt, etwas überhaupt oder zumindest auf andere Art tun zu wollen, es aber nicht tun zu können, findet sich hier am deutlichsten. Die Kontrolle hat der Zwang übernommen, es handelt sich sozusagen um

einen internen Kontrollverlust, den die Betroffenen größtenteils bewusst erleben. Sie wissen aber nicht, was sie zur Veränderung der Situation beitragen können. Deshalb ist das Wissen über das eigene Denken, emotionale Erleben und Handeln der Schlüssel gegen die Machtlosigkeit. Folgerichtig setzen die durchzuführenden Interventionen an diesen drei Punkten an.
In der Diagnose wird unter »patientenbezogenen Pflegezielen« auf die Eigenverantwortung und aktive Beteiligung der Betroffenen hingewiesen. Das ist – nicht nur, aber auch – eine wichtige Voraussetzung für das Expositionstraining. Auch eine Form von kognitiver Neubewertung wird als Ziel benannt: die Anerkennung der Tatsache, dass der Betroffene nicht über alles Kontrolle haben muss und kann, z. B. über die eigenen Gedanken. Für den Behandlungskontext heißt es aber eben auch, dass es system- und personenabhängige Grenzen gibt in Bezug auf Stationsregeln, Therapieplangestaltung, Auswahl des Einzeltherapeuten oder der Bezugsperson, Terminabsprachen mit dem ambulanten Pflegedienst etc. Hier bietet sich uns Pflegefachpersonen die Möglichkeit, Erfahrungen der Betroffenen aus dem therapeutischen Setting in ihr sonstiges Lebensumfeld zu übertragen und gemeinsam mit ihnen diese Erfahrungen zu reflektieren und für die Zukunft zu nutzen.
Die Pflegeinterventionen werden in fünf Schritte unterteilt:

1. Einschätzen ursächlicher oder beeinflussender Faktoren;
2. Einschätzen des Ausmaßes der wahrgenommenen Machtlosigkeit;
3. Unterstützen beim Erkennen der Faktoren, über die der Patient Kontrolle hat und die ihm bei der Verminderung von hilflosem Verhalten helfen;
4. Fördern der Unabhängigkeit;
5. Fördern des Wohlbefindens (Beratung, Psychoedukation).

Abschließend wird unter dem Punkt »Entlassungs- oder Austrittsplanung« darauf hingewiesen, dass es wichtig ist, den Übergang von einem Setting in ein anderes genau und konkret zu planen und ggf. entsprechende vermittelnde Kontakte an weiterbetreuende Fachpersonen mit den Betroffenen gemeinsam zu organisieren.

Zwangsstörungen verstehen

Im Allgemeinen wird für die Zwangsstörung wie für andere psychische Störungen das aktuell gängige biopsychosoziale Modell verwendet, um deren Entstehungsgrundlagen zu beschreiben. Das Herausarbeiten und Gewichten der unterschiedlichen individuellen Einflussfaktoren wie z. B. genetischer und familiärer Faktoren, Lerngeschichte, belastender Lebenssituationen und anderer Bedingungen gehört zu den klassischen Aufgaben der ärztlichen oder psychologischen Einzeltherapeuten. Die auf diesem Weg gewonnenen Informationen sind die Grundlage für die Behandlungsplanung. Zum tieferen Verständnis der störungsspezifischen Besonderheiten tragen aber noch einige andere Ansätze bei, die insbesondere auf die kognitiven verzerrten Wahrnehmungen und Schlussfolgerungen, die Fokussierung der Aufmerksamkeit auf potenzielle Gefahren und die Gefühle der Betroffenen eingehen. Da diese im Alltag und damit auch im Kontakt mit den Betroffenen von großer Bedeutung sind, sollen sie im Folgenden näher vorgestellt werden.

Das Salkovskis-Modell

Das Salkovskis-Modell (Salkovskis 1989) veranschaulicht eindrucksvoll sowohl die Entstehung als auch die Aufrechterhaltung der Zwangsstörung und wird in der Praxis von den Betroffenen zur Erklärung ihrer Schwierigkeiten als hilfreich beschrieben (siehe Abb. 2).
Nach Salkovskis steht am Anfang die Wahrnehmung eines aufdringlichen oder einschießenden Gedankens, der den Ablauf einer dysfunktionalen Reiz-Reaktions-Kette auslöst: »Ich könnte jemanden mit dem Auto überfahren haben.«
Dieser Gedanke wird als aufdringlich erlebt und auf eine übertrieben starke Art negativ bewertet: »Ich bin kriminell, das ist eine Katastrophe, ich bin schuldig, ich werde ins Gefängnis kommen« etc.
Diese Bewertung löst individuell unterschiedliche, aber in jedem Fall unangenehme Gefühle aus wie Anspannung, Ekel oder Angst. Das Erleben dieser unangenehmen Gefühle ist für die Betroffenen nicht auszuhalten und so versuchen sie, es durch ein Ritual, die Zwangshandlung, zu neutralisieren. Im Fall des genannten Gedankens könnte der Betroffene z. B. zurückfahren und überprüfen, ob eine verletzte Person, Polizei oder Krankenwagen zu sehen sind.

Diese Kontrollhandlung führt kurzfristig zu dem gewünschten beruhigenden Effekt, das Gefühl der inneren Anspannung nimmt ab. Allerdings wird durch die Ausübung des Rituals auch die übertriebene Bewertung des Ausgangsgedankens bestätigt. Das negative Gefühl erfordert also eine Gegenmaßnahme, und das Ausführen der Gegenmaßnahme bestärkt die Person in der Richtigkeit ihres Gefühls. In einem sich selbst erhaltenden und verstärkenden Teufelskreis nimmt in der Folge nicht nur die Häufigkeit der Zwangsgedanken und der kontraproduktiven Versuche, diese zu unterdrücken oder durch Zwangshandlungen zu neutralisieren, zu, sondern die unangenehmen Gefühle, die dabei entstehen, intensivieren sich auch.

Abbildung 2 **Kognitives Modell der Zwangsstörung** (nach SALKOVSKIS 1989)

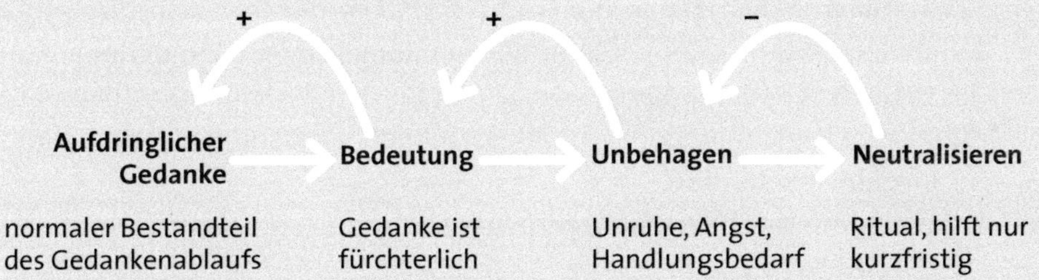
+
+
–
Aufdringlicher Gedanke
Bedeutung
Unbehagen
Neutralisieren
normaler Bestandteil des Gedankenablaufs
Gedanke ist fürchterlich
Unruhe, Angst, Handlungsbedarf
Ritual, hilft nur kurzfristig

Das Auftreten von aufdringlichen Gedanken, Impulsen oder Bildern wird den meisten Lesenden bekannt vorkommen. Aus verschiedenen Studien weiß man, dass dies bei ca. 90 % der Normalbevölkerung der Fall ist (CAMERON 2007). Warum ist das bei Menschen mit einer Zwangsstörung anders? Das Problem liegt laut Salkovskis in der übertriebenen negativen Bewertung des an sich unproblematischen, »normalen« Gedankens. Diese Bewertung erfolgt durch automatisch generierte Gedanken (»Man darf so nicht denken«, »Wenn man so denkt, ist man ein schlechter Mensch« etc.), die wiederum auf bestimmten ungünstigen Grundannahmen über die persönliche Verantwortung sich selbst und anderen gegenüber beruhen, z. B. für alles, was um einen herum geschieht, stets

mitdenken zu müssen. Die Kombination aus den dysfunktionalen Grundannahmen und den übertriebenen negativen Bewertungen bildet den störungsspezifischen Unterschied im Umgang mit aufdringlichen Gedanken, Bildern und Impulsen zwischen Betroffenen einer Zwangsstörung und Nichtbetroffenen.
Ein tieferes theoretisches Verständnis bietet Becks Theorie der kognitiven Wahrnehmung, wie er sie am Beispiel der Depression ausgeführt hat.

Beck, Aaron T. (2010): Kognitive Therapie der Depression. Herausgegeben von Martin Hautzinger. 4. Aufl., Weinheim, Basel: Beltz.

Für die Pflegenden ist es wichtig, die negativen Überzeugungen und kognitiven Verzerrungen zu identifizieren, um zu verstehen, wie die Betroffenen denken und handeln.

Der »klassische« Zwangspatient

Es gibt einige »klassische« Grundüberzeugungen oder Grundannahmen der Betroffenen, deren Berücksichtigung für den Beziehungsaufbau und die weitere Begleitung durch die Pflegefachpersonen von Bedeutung sind. Im Einzelnen sind dies:

- eine perfektionistische Erwartungshaltung (vor allem sich selbst gegenüber);
- Überschätzung der eigenen Verantwortung;
- Überschätzung des realen Risikos einer Situation oder Handlung;
- geringe Toleranz gegenüber Unsicherheit und Ungewissheit;
- Überschätzung der Bedeutung und Kontrollierbarkeit von Gedanken.

Salkovskis (1985, zitiert nach Neumann 2005, S. 19 ff.) benennt die folgenden störungsspezifischen Grundannahmen bei den Betroffenen:

- »Einen Schaden an anderen nicht zu verhindern ist genauso schlimm wie ihn zu verursachen.«
- »Man sollte seine Gedanken kontrollieren.«
- »An eine bestimmte Handlung zu denken ist dasselbe, wie sie auszuführen.«
- »Man ist für jeden Gedanken verantwortlich, der einem kommt.«

Speziell in Bezug auf die Überschätzung der eigenen Verantwortung präzisiert Salkovskis (1996, zitiert nach NEUMANN 2005, S. 26): »Es handelt sich um die Überzeugung, dass man den Einfluss hat, subjektiv entscheidende negative Konsequenzen herbeizuführen oder zu verhindern. Diese Konsequenzen zu verhindern, wird als essentiell angesehen. Sie sind entweder realer oder moralischer Natur.«
In der Weiterentwicklung seines Modells hat SALKOVSKIS (1999) einen wesentlichen Aspekt der Zwangsstörung integriert, nämlich die Fokussierung der Aufmerksamkeit auf potenzielle Bedrohungen. Die Betroffenen analysieren und interpretieren ihre Umgebung vor allem unter dem Aspekt der Gefährlichkeit. Jemand mit der Befürchtung, andere Menschen zu verletzen oder zu töten, sieht dann tatsächlich überall gefährliche Gegenstände wie spitze Kieselsteine, Kugelschreiber, Büroklammern, Feuerzeuge etc. (Abb. 3).
Ein weiteres kognitives Merkmal vieler Betroffener beschreibt das Modell der dysfunktionalen Metakognitionen von Wells (WELLS, MATTHEWS 1994). Wells geht davon aus, dass durch aufdringliche Gedanken bestimmte störungsspezifische Metakognitionen, also individuelle Annahmen über den Charakter der eigenen Gedanken, ausgelöst werden. Er unterscheidet dabei drei verschiedene Formen:
Thought-Action Fusion (TAF) → »Wenn ich etwas denke, werde ich es auch tun.« Beispiel: »Wenn ich immer wieder denke, dass ich meinen Partner vergiften könnte, muss das eine Bedeutung haben; ich werde es sicher irgendwann tun, auch wenn ich das gar nicht will.«
Thought-Event Fusion (TEF) → »Wenn ich etwas denke, wird es Realität.« Beispiel: »Wenn ich immer daran denken muss, dass meinem Kind ein Unglück geschieht, dann wird dies früher oder später passieren; es wird sterben, nur weil ich es gedacht habe.«
Thought-Object Fusion (TOF) → »Wenn ich etwas denke, wird es auf einen Gegenstand überspringen und ihn kontaminieren.« Beispiel: »Weil ich jetzt die ganze Zeit an HIV gedacht habe, während ich im Restaurant sitze, werden Geschirr und Besteck mit dem Virus verseucht sein; ich werde Aids bekommen und meine Familie anstecken und wir werden alle sterben.«

Abbildung 3 **Das kognitiv-behaviorale Modell zur Entstehung und Aufrechterhaltung von Zwangsstörungen** (nach Salkovskis u.a. 1999)

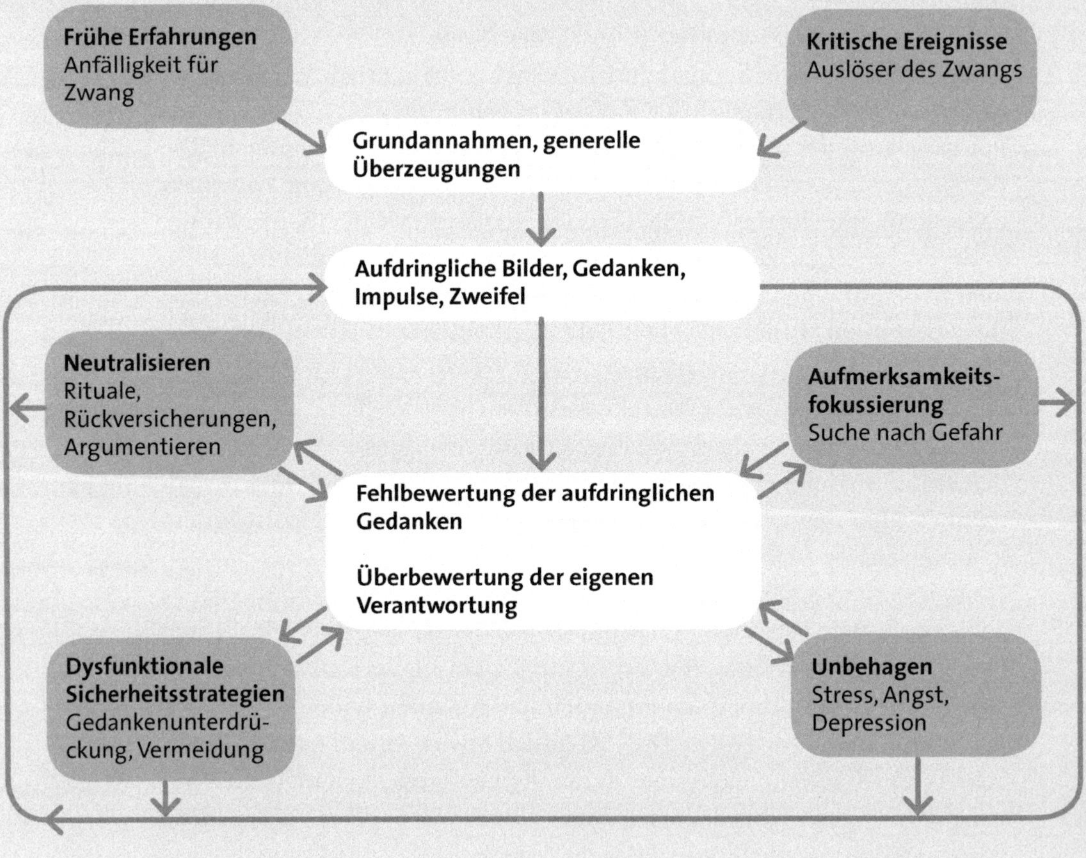

Diese gedanklichen Fehleinschätzungen bestehen in unterschiedlicher Ausprägung bei der Mehrheit der Betroffenen und müssen unbedingt im Umgang mit ihnen berücksichtigt werden. Wie, darauf wird später ausführlicher eingegangen (vgl. S. 82).

Funktionalität von Zwängen

Dass die Entwicklung einer psychischen Störung eine individuelle Funktion, also einen Sinn, hat, ist für viele Betroffene eine neue und wichtige Information. Es entlastet sie zumindest teilweise von Schuld- und Minderwertigkeitsgefühlen, wenn sie ihr Verhalten nicht nur als sinnlos erleben, und kann ihre Motivation zur Therapie steigern. Insofern ist das Erstellen des individuellen Störungsmodells durch die Einzeltherapeuten und die Herausarbeitung der individuellen Funktion, die die Zwangsstörung für die Betroffenen hat, ein wesentlicher Bestandteil des Therapieprozesses. Ein enger Informationsaustausch im gesamten Behandlungsteam über den jeweiligen Stand ist wichtig, da die Inhalte der Funktionalität z. B. während der Expositionsübungen hervorgerufen werden können und es die Konzentration der Betroffenen auf das emotionale Erleben unnötig stört, wenn die begleitende Fachperson Verständnisfragen stellen muss.
Das Entwickeln einer Zwangsstörung kann sehr unterschiedliche Funktionen haben, wie eine interne Studie der Klinik Roseneck ergab (FÖRSTNER u. a. 2011 , S. 131). Diese Untersuchung zeigte auch, dass mehr als die Hälfte der Betroffenen ihren Zwängen mindestens zwei Funktionen zuordnete. Abbildung 4 gibt einen Überblick über die verschiedenen Funktionen.
Für das Verständnis der Betroffenen und ihres Therapieverlaufs ist zu beachten, dass die erfolgreiche Behandlung der Zwangsgedanken und -handlungen, sprich der Rückgang dieser Symptome, auch mit einer Reduzierung der zugrunde liegenden schützenden Funktion der Zwangsstörung einhergeht. Die Betroffenen verlieren damit eine ihnen bisher sehr wichtige Copingstrategie, und es entsteht möglicherweise ein Vakuum, das so schnell wie möglich mit neuen Fähigkeiten gefüllt werden sollte, damit nicht wieder auf die alten Bewältigungsmuster zurückgegriffen werden muss. In manchen Fällen ist sogar mit der Entwicklung alternativer Bewältigungsstrategien vor dem Expositionstraining zu beginnen, da ansonsten der Widerstand gegen die »Wegnahme« der Zwänge zu groß ist. Bei der Kompensation anderer, potenziell schwerwiegenderer Belastungen wie einer schweren Depression, einer Borderline-Persönlichkeitsstörung oder einer Posttraumatischen Belastungsstörung (PTSD) durch die Zwangsstörung muss dies im Vorfeld durch die Einzeltherapeutinnen und -therapeuten geklärt werden.

Abbildung 4 **Funktionalität der Zwangsstörungen**
(nach Förstner u.a. 2011, S. 132)

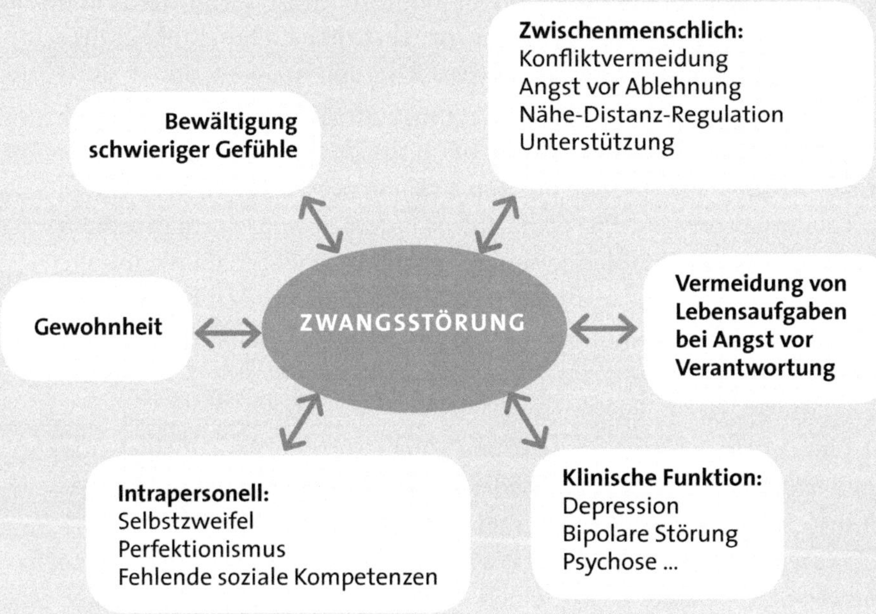

Das Erleben der Betroffenen

Der Umgang mit zwangserkrankten Patienten wird von Pflegenden oft als anstrengend beschrieben; das Warten auf den Abschluss von Ritualen, der ständige Wunsch nach Rückversicherungen (vgl. S. 52) können eine Herausforderung sein. Deshalb ist es wichtig, sich klarzumachen, dass die Betroffenen einen Grund für ihr Verhalten haben und dass dieser Grund mit emotionaler Not einhergeht. Hier eine Übung, um sich das Ausmaß des Leids der Betroffenen besser vorstellen zu können:

Übung Denken Sie bitte an jemanden, der ihnen wirklich viel bedeutet, jemanden, den Sie von Herzen lieben. Stellen Sie sich diesen geliebten Menschen vor, wie er glücklich, gesund und zufrieden ist. Bleiben Sie einen Augenblick bei diesem Bild. Denken Sie jetzt, dass diesem Menschen etwas Schreckliches zustößt: eine Krebserkrankung, ein Unglück, ein schwerer Autounfall. Stellen Sie sich auch dies möglichst bildhaft

und deutlich vor. Bleiben Sie bei diesen Bildern und Gedanken. Denken Sie zusätzlich noch, dass Sie persönlich für das Unglück, die Krankheit verantwortlich sind. Sie hätten es verhindern können, wenn Sie alles richtig gemacht hätten.
Geht es Ihnen auch so? Wenn man einen persönlichen Bezug zu den erschreckenden einschießenden Bildern und Gedanken herstellt, sind sie deutlich bedrohlicher, man möchte solche Gedanken wirklich nicht denken. Man weigert sich, seine liebsten Menschen in der Vorstellung mit Tod und Unglück zusammenzubringen. Wenn man sich nicht von solchen Gedanken und Bewertungen abgrenzen kann wie die Betroffenen, muss es eine Qual sein.

Die Betroffenen werden gequält von einem breiten Spektrum an unangenehmen Gefühlen bis hin zu Panikattacken, nicht zu vergessen die realen Einschränkungen im Alltag als Folge der oft zeit- und kraftraubenden Zwänge. Wenn man während der Expositionsübungen sieht, welche Bedrohung das Weglassen der Rituale für die Menschen darstellt, gewinnt man mehr und mehr Verständnis für das Ausmaß des inneren Drucks, den sie täglich erleben.
Um als Pflegefachpersonen empathisch eine Beziehung aufbauen und eine Begleitung gewährleisten zu können, ist es wichtig, diese Gefühle zu kennen und zu berücksichtigen.
Scham → Meiner Erfahrung nach müssen wir als Erstes das Gefühl der Scham beachten. Die Betroffenen wissen, dass ihr Verhalten übertrieben und in dem ausgeführten Ausmaß sinnlos ist. Keiner von ihnen denkt, dass es ihnen etwas nützt, die Haustür ein zwanzigstes Mal zu kontrollieren oder noch eine halbe Stunde länger den Fußboden in der Küche zu putzen. Trotzdem müssen sie es tun. Dadurch erleben sie sich als hilflos und machtlos und schämen sich für diese Schwäche und Dummheit. Kommen noch tabuisierte Gedanken dazu (»Ich könnte homosexuell sein«, »Ich könnte jemanden vor den Zug stoßen«), wird das Gefühl der Scham noch verstärkt. Perfektionistische Ansprüche an sich selbst und die eigene Leistung führen zu einer weiteren Steigerung dieses Erlebens.
Dieses ausgeprägte Schamgefühl hat zur Folge, dass die Betroffenen versuchen, die sichtbaren Zwangshandlungen so unauffällig wie möglich durchzuführen und damit ihre Bedeutung vor sich und anderen zu relativieren. Es ist erstaunlich, wie häufig selbst im näheren Umfeld keine

oder nur geringe Kenntnis über die Existenz und das Ausmaß der Problematik der Betroffenen besteht. Diese gestalten die für sie schwierigen Situationen lange Zeit so geschickt, dass Angehörige und Freunde kaum etwas bemerken. So bleibt beispielsweise jemand, der Kontrollzwänge bei der Arbeit entwickelt hat, so lange im Büro, bis er diese ungestört ausüben kann. Putzzwänge werden ausgeführt, wenn der Partner bei der Arbeit ist oder schon schläft. Um Situationen zu vermeiden, die Zwangshandlungen auslösen könnten, werden verschiedene Entschuldigungen vorgebracht, warum etwas jetzt, heute, morgen überhaupt nicht geht. Das mangelnde allgemeine Wissen über die Zwangsstörung erleichtert dieses Versteckspiel unglücklicherweise und führt nur zu einer weiteren inneren Zuspitzung der angespannten Situation.

Innere Anspannung → Dies ist das zweite für das Verständnis der Betroffenen wichtige Gefühl. Es entsteht, wenn eine Zwangshandlung nicht ausgeführt werden kann. Diese Anspannung kann Ekel hervorrufen, Unwohlsein, ein Gefühl der Unvollständigkeit und auch Angst, dass ein befürchtetes Unglück eintreten wird. Diese Anspannung wird übertrieben stark, bis zur Panik, empfunden und ist für Nichtbetroffene kaum nachvollziehbar.

Es ist wichtig, in diesem Zusammenhang an folgendes Diagnosekriterium zu erinnern: Weder die Zwangsgedanken noch die Zwangshandlungen werden als angenehm erlebt. Das Gefühl der Anspannung wird durch die Zwangshandlung zwar mehr oder weniger stark relativiert, aber ohne dass ein wirklich positives Gefühl empfunden wird. Ein erneutes Auftreten des auslösenden Gedankens oder anderer externer Auslöser lässt die Anspannung von Neuem ansteigen und der Ablauf beginnt von vorn. Im weiteren Verlauf steigt die sogenannte Erwartungsanspannung, dass etwas Befürchtetes eintritt, stetig an und ein Gefühl permanenter Bedrohung stellt sich ein, das auch nicht durch Vermeidungsverhalten aufgelöst werden kann. Wenn es den Betroffenen möglich ist, diese Gefühle mit etwas Abstand zu betrachten, erkennen sie das übertriebene Ausmaß ihrer Befürchtungen. Diese Erkenntnis wird allerdings nicht entlastend erlebt, sondern bestätigt nur zusätzlich das schambesetzte Selbstbild.

Schuld → Ebenfalls sehr häufig wird ein Gefühl der Schuld erlebt. Der bereits erwähnte übertriebene Verantwortungsdruck in Kombination mit dem Katastrophendenken führt zu immer neuen Szenarien im Kopf, die Schuld begründen (»Ich habe daran gedacht, meinen Partner zu betrügen«) oder antizipieren (»Wenn ich nicht ordentlich putze, werden meine Kinder krank werden«).

Wenn Menschen nicht mehr in der Lage sind, ihre Zwänge zu verheimlichen, oder anfangen, andere Personen in ihre Zwangshandlungen mit einzubeziehen, führt dies früher oder später zur Belastung der Beziehungen und damit zu weiteren belastenden Gefühlen. Angehörige, die zu Beginn noch aus Zuneigung geholfen haben, fühlen sich kontrolliert und missbraucht, empfinden mehr und mehr Unverständnis und Ärger und müssen sich schließlich durch schroffe Zurückweisung abgrenzen. Bei den Betroffenen verläuft die Abwärtsspirale vom anfänglichen Empfinden leichter Abhängigkeit über zunehmende Unselbstständigkeit bis hin zum frustrierenden Gefühl, abgelehnt zu werden. Von hier ist der Weg in die Depression oder Aggression nicht mehr weit. Die meisten Menschen, die zur Behandlung ihrer Zwangsstörung mit uns Kontakt aufnehmen, kennen mehr oder weniger alle beschriebenen Gefühle und erleben sie immer wieder.

An dieser Stelle möchte ich auf eine Belastung für die Betroffenen hinweisen, die immer wieder aus gut gemeinter Anteilnahme durch Angehörige, Freunde und leider auch durch behandelndes Fachpersonal hervorgerufen wird. Wenn die Betroffenen sich mitteilen und ihr Erleben und die innere Notwendigkeit ihrer Handlungen beschreiben, hören sie häufig Kommentare wie »Das kenn' ich«, »Das machen wir doch alle«, »Ein bisschen zwanghaft ist doch jeder« etc. Wenn wir das oben beschriebene Erleben berücksichtigen und ernst nehmen, kann kein Zweifel bestehen, dass diese Art von unbedachten Äußerungen nur dazu führt, dass sich die Betroffenen nicht ernst genommen fühlen und sich weiter verschließen. Für einen vertrauensvollen professionellen Beziehungsaufbau ist die Anerkennung des geäußerten Leidens und der beschriebenen Belastungen wichtig. Auch ein ehrliches »Ich fürchte, das kann ich mir nicht richtig vorstellen« ist besser als verfehltes Mitgefühl.

Abschließend muss darauf hingewiesen werden, dass neben der emotionalen Belastung durch die Zwangsstörung konkrete Einschränkungen für die Lebensführung der Betroffenen entstehen. Allein das Ausmaß der aufgewendeten Zeit ist beträchtlich. Die höchste Stufe des Y-BOCS-Schweregradschemas gibt einen Zeitaufwand von mehr als acht Stunden pro Tag für Zwangsgedanken bzw. -handlungen an. Eventuell sind die Menschen den ganzen Tag, vom Moment des Aufwachens an bis zum Einschlafen, durch Zwangsgedanken und Zwangshandlungen

beeinträchtigt. Dies führt unter anderem zu Schwierigkeiten, eine Paarbeziehung aufzubauen oder aufrechtzuerhalten. Nach Tominschek und Schiepek (2007) leben weniger als die Hälfte der erwachsenen Betroffenen, die eine Therapie aufsuchen, in einer Paarbeziehung. Dafür leben 25 % von ihnen noch in der Wohnung der Eltern.
Es bestehen Einschränkungen beim Erlernen oder Ausüben beruflicher Tätigkeiten und Freizeitaktivitäten. Finanzielle und soziale Nöte können die Folge sein, weil zusätzliche Kosten durch vermehrten Wasch- und Putzmittelverbrauch oder durch das Wegwerfen von »verseuchten« oder »kontaminierten« Gegenständen oder Kleidungsstücken entstehen. Viele Betroffene sehen keine andere Möglichkeit, als diese Dinge nach einmaligem oder kurzfristigem Gebrauch zu entsorgen. Ein drastisches Beispiel erzählte ein junger Mann mit ausgeprägtem magischem Denken, der sein einmal benutztes Notebook wegwerfen musste, weil er »böse« Gedanken bei dessen Benutzung gehabt hatte.

Das spezielle Erleben der »Unvollständigkeit« oder »Just right or not«

Ein spezielles zwangsspezifisches Erleben wird als Unvollständigkeitsgefühl bezeichnet. Ein Gefühl von Unwirklichkeit und Unpersönlichkeit in Bezug auf die eigenen Handlungen erschwert die Selbstwahrnehmung als Person. Den Betroffenen fehlt die Sicherheit, dass es wirklich sie sind, die handeln. Eindrucksvolle Beispiele für dieses Erleben gibt Hoffmann (zitiert nach Ecker 2006):
»Ich saß im Dunkeln und weinte bitterlich, weil ich nicht das Gefühl bekam, dass ich die Lampe auch wirklich ausgeknipst hatte.«
»In Wirklichkeit drehe ich nicht an den Hähnen, sondern an etwas in mir selber. Ich sehe ja, dass die Hähne in Ordnung sind, aber mein Gefühl sagt mir, dass etwas nicht in Ordnung ist, und so fange ich eben wieder mit den Hähnen an, denn an ihnen kann man ja wirklich drehen.«
Ein Beispiel aus der eigenen Praxis: »Manchmal habe ich Angst, dass ich gestorben sein könnte und es nur noch nicht gemerkt habe.«
Laut Ecker (2006) bezeichnet das Unvollständigkeitsgefühl in der europäischen Fachliteratur vor allem das veränderte Selbsterleben, wohingegen in der angloamerikanischen Literatur der verwandte Begriff »not just right experiences« (NJREs) ausschließlich auf das veränderte Erleben konkreter Handlungen und Wahrnehmungen verweist.

Die Betroffenen spüren einen kompensatorischen Drang, eine Handlung so lange zu wiederholen, bis sich ein »just right feeling« einstellt, weil eben die ursprüngliche Handlung als »nicht richtig« erlebt wurde. Wenn z. B. das Geräusch beim Schließen der Wohnungstür »nicht richtig« klingt, muss der Vorgang des Türschließens so lange wiederholt werden, bis es sich »richtig« anhört. Im Unterschied zu ritualisierten Kontrollhandlungen oder Wiederholungszwängen, die nach einem genau definierten Schema mit genau festgelegter Anzahl ablaufen müssen, tritt hier die angestrebte Entlastung ungeplant ein: »Jetzt ist es richtig.« Ebenso spontan kann etwas »nicht richtig« aussehen, sich anfühlen, gedacht oder gesagt sein.
Coles und Kollegen (2003) schreiben, dass es trotz lang bestehenden Wissens um dieses Phänomen – die ersten Erwähnungen stammen aus dem Jahr 1903 – nur sehr wenige Versuche gab, das Unvollständigkeitsgefühl statistisch zu erfassen. Bei den durchgeführten Studien wurden aber beträchtliche Anteile bei den Betroffenen gefunden: Leckmann u. a. (1994) fanden einen Anteil von 73–92 % und Miguel u. a. (2000) einen von 63 %. Ecker (2006) erwähnt eine Studie von Tolin u. a. (2001), in der 40 % der Betroffenen über NJREs berichteten. Coles (2003) selbst fand in ihrer Studie Anteile zwischen 18 % und 54 %.
Diese insgesamt deutlichen Werte decken sich mit meinen bisher nicht systematisch erfassten Erfahrungen aus der Praxis. In der störungsspezifischen Gruppentherapie für Menschen mit Zwangsstörungen berichten regelmäßig Betroffene, dass sie entweder ausschließlich NJREs erleben, also überhaupt keine konkreten Befürchtungen haben, oder dass eine Kombination von beidem bei ihnen vorliegt. Ein junger Mann berichtete z. B., dass er abends nach dem Nach-Hause-Kommen regelmäßig sein Badezimmer putzen musste, bis sich ein »just right feeling« einstellte. Erst dann konnte er den Rest seiner Wohnung betreten und nutzen. Dieser Patient hatte keine Angst vor Verschmutzung oder Kontamination, es gab keinen ritualisierten Ablauf des Putzens und er konnte nicht sagen, wie lange er putzen musste, bis es für ihn richtig war; die Zeitdauer variierte zwischen 30 Minuten und mehreren Stunden. Fälle mit konkreten Befürchtungen gibt es allerdings auch (vgl. das Expositions-Drehbuch, S. 95). Insgesamt handelt es sich offensichtlich um ein häufig auftretendes Phänomen, dessen Vernachlässigung zu Schwierigkeiten im Kontakt und im Therapieverlauf führen kann.

Über die Entstehung von »not just right experiences« und Unvollständigkeitsgefühlen gibt es unterschiedliche Hypothesen und entsprechend unterschiedliche therapeutische Ansätze. HOFFMANN und HOFMANN (2012) haben speziell für diese Gruppe die »Exposition mit Anleitung zur Subjektkonstituierung« entwickelt. Für Pflegefachpersonen ist es wichtig, die Existenz des Phänomens zu kennen, um eventuelle Schwierigkeiten beim Durchführen der Expositionen an die Einzeltherapeutinnen und -therapeuten zurückmelden zu können, damit diese die Therapie entsprechend anpassen.

Rollen und Aufgaben der Pflegenden bei Zwangsstörungen

Wenn wir wissen, dass die Unsicherheit gegenüber der eigenen Wahrnehmung und der ausgeprägte Zweifel Leitmerkmale der Zwangsstörung sind, erschließt sich unmittelbar, dass Klarheit und Greifbarkeit im Reden und Handeln der professionell Pflegenden das A und O im Kontakt sind. Vorgelebte Flexibilität beim Denken und Handeln kann für die Betroffenen Modellcharakter haben und sie ermutigen, sich auf etwas Neues einzulassen oder etwas Altes wieder hervorzuholen, das verloren schien. Die Rolle als Modell übernehmen wir gegenüber Menschen mit Zwängen immer wieder, da durch die Zwangsrituale viele Verhaltensweisen starr und unnatürlich geworden sind und Verhalten ohne Zwang von allein gar nicht mehr erinnert werden kann. Sich dabei an den gegebenen Bedürfnissen der Betroffenen zu orientieren, scheint mir ein hilfreicher Weg zu sein.

Beziehungsgestaltung im Pflegeprozess

Die Beziehung zwischen Betroffenem und Pflegefachperson ist der zentrale Faktor im Pflegeprozess. Eine Eigenschaft dieser Beziehung ist, dass sie therapeutisch ist und nicht sozial. Außerdem ist sie zielgerichtet, betroffenenorientiert und eher objektiv als subjektiv.

Hildegard PEPLAU hat bereits 1952 in ihrem Modell der zwischenmenschlichen Beziehungen Pflege als einen bedeutsamen, therapeutisch wirksamen zwischenmenschlichen Prozess definiert. Dieser fördert die Entwicklung der Persönlichkeit zu einem kreativen, produktiven und

konstruktiven Leben als Individuum und in der Gemeinschaft. Diese Entwicklung ist für Peplau gleichbedeutend mit Gesundheit.
Peplau geht von einem psychodynamischen Prozess aus, in dem sowohl Pflegefachpersonen wie auch Betroffene wechselnde Rollen einnehmen. Dieser Prozess besteht aus vier Phasen:
Orientierungsphase → Der Patient sucht Hilfe, die Pflegefachperson hört vor allem zu, versucht, seine Geschichte und seine Sprache zu verstehen.
Identifikationsphase → Dem Hilfeersuchen aufseiten des Patienten steht das Hilfeleisten aufseiten der Pflegenden gegenüber.
Nutzungsphase → Der Patient beginnt, die Hilfe aktiv zu nutzen und zu kontrollieren, die Pflegefachperson berät und begleitet den Prozess.
Ablösungsphase → Der Patient kann die Hilfe nun selbstständig nutzen; die Pflegefachperson hilft, die Ergebnisse des Lernprozesses und den Lernprozess selbst zu bewahren und sich so überflüssig zu machen.
Die Annahme der wechselnden Rollen – vor allem aufseiten der Pflegefachperson – scheint mir sehr hilfreich für die praktische Arbeit zu sein. Sie sensibilisiert für die Wahrnehmung dessen, was gerade jetzt zwischen mir und dem Betroffenen geschieht. Ich möchte hier nicht eins zu eins das Modell übernehmen, da mir manche Aspekte, wie der von Peplau vorgenommene Vergleich der vier Phasen mit der Entwicklung des Betroffenen vom Kleinkind über Kind und Jugendlicher zum Erwachsenen, nicht zuzutreffen scheinen. Ich würde eher kontinuierlich von einer Beziehungsgestaltung auf Augenhöhe ausgehen, also, wenn man so will, auf der Erwachsenenebene. Man darf nicht vergessen, dass jede psychische Störung immer nur einen Aspekt einer Person darstellt, dass sie in vielen Dingen des Alltags auch gut zurechtkommt, selbst wenn der Alltag z. B. durch eine Zwangsstörung schwer beeinträchtigt ist. Auch müssen nicht alle Phasen streng chronologisch aufeinanderfolgen, zeitliche Sprünge sind möglich. Allgemein aber ist das Modell von Peplau als Grundlage für ein therapeutisches Pflegeselbstverständnis, wie es hier angenommen wird, sehr gut geeignet. Insbesondere die Eckpunkte der Beziehung, die Beschreibung der Kontaktaufnahme und Ablösung stecken den Rahmen der pflegerischen Aufgaben ab und sind auch mit den aktuellen Ansätzen von Empowerment und Recovery (siehe S. 38) gut vereinbar.

Hildegard Peplau (2009): Zwischenmenschliche Beziehungen in der Pflege. Ausgewählte Werke. Bern: Huber.

In den Kapiteln, die sich mit Assessment, Planung, Durchführung und Evaluation des Pflegeprozesses befassen, werde ich auf das Modell von Peplau zurückgreifen und versuchen, jeweils praxisnahe Bezüge herzustellen und Beispiele zu geben. Dabei werde ich mich vor allem auf die verschiedenen Rollen beziehen, die wir als Bezugspersonen einnehmen können bzw. müssen.

Die Vorbildfunktion

Die Rolle als Modell ein gewisses Maß an Selbstoffenbarung, denn wir müssen bereits persönlich Stellung beziehen, wenn Betroffene allgemeine Fragen folgender Art stellen:
»Wie lange duscht man denn normalerweise?«
»Wie oft wechselt man die Bettwäsche, die Handtücher, die Socken, Unterhosen ...?«
»Wie oft putzt man Fenster, saugt man Staub ...?«
»Kann man mit Straßenschuhen ins Schlafzimmer gehen?«
»Haben Sie auch schon mal so etwas gedacht?«

Dies gilt erst recht, wenn die Fragen noch persönlicher werden:
»Wie lange wäscht man nach der Selbstbefriedigung die Hände?«
»Wie viel Toilettenpapier benutzt man?« (Fricke 2007)

Hier kann ich mich häufig nicht auf Allgemeinplätze zurückziehen, sondern muss mich direkt einbringen. Den Umgang mit dieser Herausforderung, das Ausmaß an Selbstoffenbarung und die Nähe-Distanz-Regulation kann natürlich jeder nur für sich persönlich klären und definieren. Allgemein besteht jedoch Konsens, dass das Einbringen der eigenen Person in einem bestimmten Umfang ein Merkmal guter psychiatrischer Pflege ist. Es wird von den Betroffenen in Umfragen immer wieder gewünscht und in hohem Maß geschätzt, wenn wir diesem Wunsch nachkommen (Richter u. a. 2014). Im Kontext des Recoverykonzepts (s. S. 38) spricht man auch von »professioneller Nähe«, etwas, das man z. B. auch in der Zusammenarbeit mit Peer-Mitarbeitenden lernen kann (vgl. S. 74).

Eine andere Besonderheit sind die vielen alltäglichen Situationen, in denen Betroffene sich nicht an die gewünschten Abläufe halten (können): Jemand blockiert stundenlang das Badezimmer für Familienangehörige oder Mitpatienten. Jemand kommt regelmäßig zu spät zu vereinbarten Terminen, ambulant, stationär oder im privaten Rahmen. Jemand »verweigert« angeordnete Therapiemaßnahmen (Blutentnahmen, EKG, Röntgen etc.). Jemand kann nicht am Essen in der Wohngruppe teilnehmen. Jemand lässt das Reinigungspersonal nicht in sein Zimmer. Jemand kann notwendige administrative Aufgaben nicht erledigen ... Wie kann man in solchen Momenten auf diese Menschen reagieren? Mit einer Haltung von Verständnis für ihre Störung und ohne in einen Machtkampf einzusteigen. Es ist in jedem Fall davon abzusehen, die Betroffenen gegen ihren Willen zu Handlungen zu zwingen oder sie am Ausüben ihrer Rituale mit Gewalt zu hindern, z. B. die Badezimmertür abzuschließen, damit jemand nicht mehr so lange duschen kann. Dies führt unweigerlich zu einem Anstieg der inneren Spannung und somit zu einer Eskalation der ohnehin schon schwierigen Situation. Je nach Situation werden die Betroffenen dann früher oder später den Kontakt abbrechen und bleiben mit einer weiteren frustrierenden Erfahrung zurück.

Beispiel Herr M. erhält ambulante psychiatrische Pflege. Er leidet seit Jahren unter Kontroll- und Putzzwängen. Seine Befürchtung von Keimen und Schmutz durch Parasiten ist bekannt. Er ist über seine Diagnose informiert, hat aber noch keiner störungsspezifischen Therapie zugestimmt. Die ambulante Betreuung befindet sich am Anfang.

Herr M.: »Ich möchte Sie bitten, mir mein Bett neu zu beziehen und die schmutzige Wäsche wegzuräumen.«

Pflegefachperson: »Darf ich fragen, wer denn bisher bei Ihnen das Bett gemacht hat?«

Herr M.: »Bisher hat das immer meine Mutter gemacht, aber die ist jetzt selber im Krankenhaus und kann nicht kommen. Alleine kann ich das auf keinen Fall machen. Sie müssen mir helfen, für mich ist das alles vollkommen verseucht.«

Pflegefachperson: »Das ist sicherlich eine schwierige Situation für Sie. Bisher hatten Sie Unterstützung und nun merken Sie noch deutlicher, wie sehr die Zwänge Sie im Alltag einschränken. Es ist aber auch für mich nicht so einfach, denn ich möchte Ihnen nicht bei der Vermeidung von

Alltagshandlungen helfen. Das würde nur Ihre Zwangsstörung weiter verfestigen. Ich möchte Sie allerdings auch nicht ohne jede Unterstützung alleinlassen. Vielleicht können wir einen Kompromiss vereinbaren. Was meinen Sie?«

Herr M.: »Wie könnte das denn aussehen?«

Pflegefachperson: »Ich könnte mir vorstellen, dass ich Ihnen die schmutzige Bettwäsche abziehe und in den Wäschekorb bringe. Sie beziehen dann das Bett alleine neu. Die schmutzige Wäsche können wir ja vielleicht zu einem späteren Zeitpunkt gemeinsam in die Waschmaschine tun. Was halten Sie davon?«

Herr M.: »Das klingt immer noch sehr schwierig, denn meine Mutter hat mir das alles seit Jahren komplett abgenommen. Aber ich bin bereit, es einmal zu versuchen, wie Sie es vorgeschlagen haben.«

Ohne detailliert auf die Zwangsstörung und weitere mögliche therapeutische Schritte einzugehen, kann so lösungsorientiert mit einer konkreten Situation umgegangen werden und ein eventuell weiterführendes Vorgehen angedeutet und angebahnt werden.
Eine intensivere Möglichkeit, aktiv auf Betroffene zuzugehen, die ein vertieftes Interesse zeigen, ist die Psychoedukation (siehe S. 73). Was der einzelne Betroffene persönlich als Ziel hat, wie weit er gehen möchte, sollte immer er oder sie selbst entscheiden. Das bedeutet für uns Pflegefachpersonen eine Abgabe an Verantwortung an die Betroffenen. Wir sollten Experten des Fachs sein, Interventionen kennen und anwenden können, das steht außer Frage, aber ohne Zusammenarbeit mit den Betroffenen, ohne Vertrauen in ihre Fähigkeit, selbst zu wissen, was gut für sie ist, können sie nicht die wichtige Erfahrung von Selbstwirksamkeit erleben. Unsere Aufgabe ist es, ihnen einen Erfahrungsraum dafür zu bieten.

Recovery als gemeinsamer Prozess

Erst mit dem Erleben von Selbstwirksamkeit kann sich die Hoffnung einstellen, dass die Zwänge nicht bleiben müssen. Diese Vermittlung von Hoffnung auf Genesung ist eine wichtige Aufgabe von Pflegenden. Sie steht im Zentrum des Recoverykonzepts. Recovery ist »ein zutiefst persönlicher, einzigartiger Veränderungsprozess im Hinblick auf die Einstellungen, Werte, Gefühle, Ziele, Fähigkeiten und/oder Rollen eines Menschen im Leben und eine Möglichkeit, auch mit den Einschrän-

kungen durch die Erkrankung ein befriedigendes, hoffnungsvolles und aktives Leben zu führen. Recovery beinhaltet die Entwicklung einer neuen Bedeutung und eines neuen Sinns im Leben, während man über die katastrophalen Auswirkungen der psychischen Erkrankung hinauswächst« (Anthony 1993, zitiert nach SLADE 2013, S. 5).
Mit der Suche nach einem Sinn der Erkrankung und des eigenen Lebens knüpft das Recoverykonzept an das Modell der Salutogenese von Aaron Antonovsky (1997) an. Antonovsky geht davon aus, dass es etwas Gesundheitsförderndes und -erhaltendes für jeden Menschen gibt, das er das Kohärenzgefühl nennt. Dieses ist eine Art Vertrauen, dass das, was passiert, verstehbar ist, handhabbar ist und Sinn macht. Je ausgeprägter die Erfahrung dieser einzelnen Komponenten, desto stärker ist das Kohärenzgefühl und daraus folgend die Fähigkeit, gesund zu werden, zu sein und zu bleiben.
Man erkennt leicht die Ähnlichkeiten mit den Aufgaben, die Betroffene auf ihrem Genesungsweg zu bewältigen haben (SLADE 2013, S. 5):

- Entwickeln einer persönlichen Identität;
- Einordnen der psychischen Erkrankung;
- Selbstmanagement der psychischen Erkrankung;
- Entwickeln positiver sozialer Rollen.

Recoveryprozesse zu begleiten, bedeutet für die Fachpersonen nicht nur den Einsatz fachlicher Interventionen, sondern auch die Entwicklung einer klaren wertebasierten Haltung zu diesen Aufgaben, die im Hintergrund für die Betroffenen immer spürbar sein muss.

Mike SLADE (2013): 100 Wege um Recovery zu unterstützen. Ein Leitfaden für psychiatrische Fachpersonen. Herausgegeben von Michael SCHULZ, Gianfranco ZUABONI, Michael LÖHR und Christoph ABDERHALDEN. Online verfügbar: http://www.dfpp.de/archiv/dfpp/100Wege_Recovery.pdf

Interdisziplinarität und Rolle der Pflegefachpersonen in der Behandlung

Dass in einem stationären wie im ambulanten Setting heutzutage mehrere unterschiedliche Berufsgruppen zusammenarbeiten und dabei versuchen, sich zum größtmöglichen Wohl der Betroffenen zu ergänzen, ist die Regel. Von einem multiprofessionellen Team zu sprechen, gehört

sozusagen zum guten Ton. Wie im konkreten Einzelfall Hierarchien und Kompetenzen verteilt sind, wer welche Rechte und Pflichten hat, sollte sich idealerweise aus den Qualifikationen der jeweiligen Teammitglieder ergeben. Wenn sich theoretisches Schulwissen und praktisches Erfahrungswissen ergänzen, wächst der Ertrag für Betroffene und Behandelnde; dies ist ebenso banal wie wahr. Viel zu häufig wird jedoch in Diskussionen über berufsspezifische Unterschiede zwischen Pflege, Medizin, Psychologie und auch Sozialarbeit mit Stereotypen argumentiert. Die Ärzte sind reine Theoretiker und regeln alles über Medikamente, die Psychologinnen sind zu unpraktisch und zu nachsichtig, die Pflege hat zu wenig Faktenwissen und Soziale Arbeit muss immer alles ausdiskutieren. So menschlich das Denken in solchen Allgemeinplätzen einerseits ist, so hinderlich ist es andererseits für eine professionelle interdisziplinäre Zusammenarbeit. Wenn wir den Anspruch an eine individuelle Betreuung und Behandlung der Betroffenen haben, dann sollten wir auch den Anspruch und die Fähigkeit besitzen, uns im interdisziplinären Team individuell wahrzunehmen und die Aufgaben unseren Fähigkeiten entsprechend zu verteilen.
Wer sich mit Berufskollegen aus anderen Institutionen oder Bereichen unterhält, merkt jedoch schnell, wie unterschiedlich »Interdisziplinarität« und »Rollenverständnis« definiert werden können und auch definiert werden. Gerade auch das Selbstverständnis der Pflegefachpersonen und ihrer Rolle – oder besser: Rollen – im gesamten Therapie-, Genesungs- und Betreuungsprozess unterscheidet sich teilweise erheblich, sodass nicht nur interdisziplinäre, sondern auch berufsgruppeninterne Diskussionen und Entscheidungsprozesse erschwert werden. Hinsichtlich der Rollenidentifikation und des Profils der Pflege in der Psychiatrie kann festgehalten werden, dass sich die Berufsgruppe selbst uneinig ist und eher durch einen Zustand der »allgemeinen Orientierungslosigkeit« charakterisiert ist (Piegler 2001, zitiert nach Genge u.a. 2013, S. 248).
Der aktuell andauernde Prozess der Professionalisierung der psychiatrischen Pflege im Allgemeinen spiegelt sich im Einzelnen bei der Rollenfindung der Pflegefachpersonen in Bezug auf ihren Anteil bei der Behandlung von Menschen mit einer Zwangsstörung wider. Advanced Practice Nursing (APN) ist ein Stichwort zum hier vorliegenden Selbstverständnis, das aktiv in den interdisziplinären Behandlungsprozess eingebracht werden kann.

Die Rollenfindung und Rollendefinition psychiatrischer Pflegespezialisten ist noch in einem Entwicklungsprozess. Dieser kann und sollte dementsprechend von uns Pflegefachpersonen mitgestaltet werden (vgl. JENSEN, METZENTHIN 2014). Hier wird als mögliche Zielvorstellung von Pflegespezialisten ausgegangen, die einen Pflegebegriff verfolgen, wie ihn der International Council of Nursing (ICN 2014)definiert: »Pflege umfasst die eigenverantwortliche Versorgung und Betreuung, allein oder in Kooperation mit anderen Berufsangehörigen, von Menschen aller Altersgruppen, von Familien oder Lebensgemeinschaften, sowie von Gruppen und sozialen Gemeinschaften, ob krank oder gesund, in allen Lebenssituationen (Settings). Pflege schließt die Förderung der Gesundheit, Verhütung von Krankheiten und die Versorgung und Betreuung kranker, behinderter und sterbender Menschen ein. Weitere Schlüsselaufgaben der Pflege sind Wahrnehmung der Interessen und Bedürfnisse (Advocacy), Förderung einer sicheren Umgebung, Forschung, Mitwirkung in der Gestaltung der Gesundheitspolitik sowie im Management des Gesundheitswesens und in der Bildung.« Dieser Anspruch an die eigene Professionalität und Selbstständigkeit ist für mich ein gutes Vorbild. Entsprechende Untersuchungen zeigen, dass umfassend qualifizierte Pflegefachpersonen – selbstverständlich, möchte ich sagen – beim Einsatz von evidenzbasierten Maßnahmen messbare Therapieerfolge erzielen (REASOR, FARRELL 2005).

Dass angemessen weitergebildetes psychiatrisches Pflegefachpersonal anspruchsvolle therapeutische Tätigkeiten ausführt, ist bereits auf vielen Therapiestationen der Fall. Im Speziellen und in Bezug auf die Zwangsstörung ist es zumindest teilweise bereits Realität. So erwähnt die S3-Leitlinie Zwangsstörungen der Deutschen Gesellschaft für Psychiatrie und Psychotherapie, Psychosomatik und Nervenheilkunde (DGPPN 2013, S. 35) eindeutig, dass »die für die Therapie besonders wichtige therapeutenbegleitete Exposition in der Regel von den jeweiligen Bezugstherapeuten sowie von qualifizierten Pflegekräften (Ko-Therapeuten) durchgeführt wird«. Auf störungsspezifisch ausgerichteten Stationen wie etwa der Station 6 im Universitätsklinikum Freiburg (Breisgau) oder der Psychotherapiestation im Sanatorium Kilchberg (Schweiz) ist dies seit Jahren erfolgreich der Fall. Auch im Bezirkskrankenhaus Bayreuth führen Pflegefachpersonen Expositionstrainings durch (MATE u. a. 2010). Es bestehen also offensichtlich keine unüberwindbaren Hindernisse auf institutioneller oder berufspolitischer Ebene, dass Pflegefachpersonen

sich aktiv therapeutisch an der Behandlung von Menschen mit einer Zwangsstörung beteiligen können, soweit sie die Anwendung lege artis durchführen.
Eine Qualifikation von Pflegefachpersonen für die Anwendung der kognitiven Verhaltenstherapie mit Expositions-Reaktionsmanagement ist auch im Sinne der Wirtschaftlichkeit des Gesundheitswesens sinnvoll, denn die Wirksamkeit der Expositionsübungen, die als das wirksamste Element bei der Therapie von Zwangsstörungen gelten (vgl. FÖRSTNER u.a. 2011), steigt nachgewiesenermaßen mit der Behandlungsintensität. Der Einfluss der Therapieintensität auf die Effektstärken der Psychotherapie bei Zwangsstörungen ist in einem systematischen Review der NICE-Guideline von 2005 eindeutig belegt. Niedrige Intensität wurde dabei mit weniger als zehn Therapiestunden pro Woche definiert, mittlere mit zehn bis dreißig und hohe mit mehr als dreißig Stunden pro Woche. Eine korrekte Durchführung von Expositionen mit diesem Zeitaufwand ist jedoch weder ambulant noch stationär allein durch medizinische oder psychologische Einzeltherapeuten zu leisten. Es werden qualifizierte Pflegefachpersonen benötigt, die sich am hohen zeitlichen Aufwand dieser Therapie beteiligen. Wie diese qualifizierte Beteiligung am therapeutischen Behandlungsprozess aussehen kann und wie sich ein Pflegeprozess unter diesem Aspekt gestaltet, wird im Folgenden Thema sein.

Die Gestaltung des Pflegeprozesses

»Die systematische, an den ganzheitlichen Bedürfnissen des Menschen orientierte und laufend angepasste Pflege wird als der Pflegeprozess bezeichnet. Dabei entwickelt sich zwischen dem Pflegebedürftigen und dem Pflegenden eine Beziehung, die auf ein gemeinsames Ziel ausgerichtet ist. Dieses Ziel ist die an der Person des Pflegebedürftigen orientierte Problemlösung bzw. die Kompensation der nicht lösbaren Probleme. Der Pflegeprozess ermöglicht eine organisierte und ganzheitlich orientierte, individuelle Pflege« (SEEL, HURLING 1997).
Die folgenden Kapitel sind nach dem Sechs-Phasen-Modell nach FIECHTER und MEIER (1998) strukturiert, dem im deutschsprachigen Raum gängigen Modell für die Gestaltung von Pflegeprozessen. In Abbildung 5 sieht man, welche Anforderungen sich für Pflegefachpersonen ergeben, wenn sie Menschen mit Zwangsstörungen begleiten.

Abbildung 5 Das Sechs-Phasen Modell der Pflege bei Zwangsstörungen

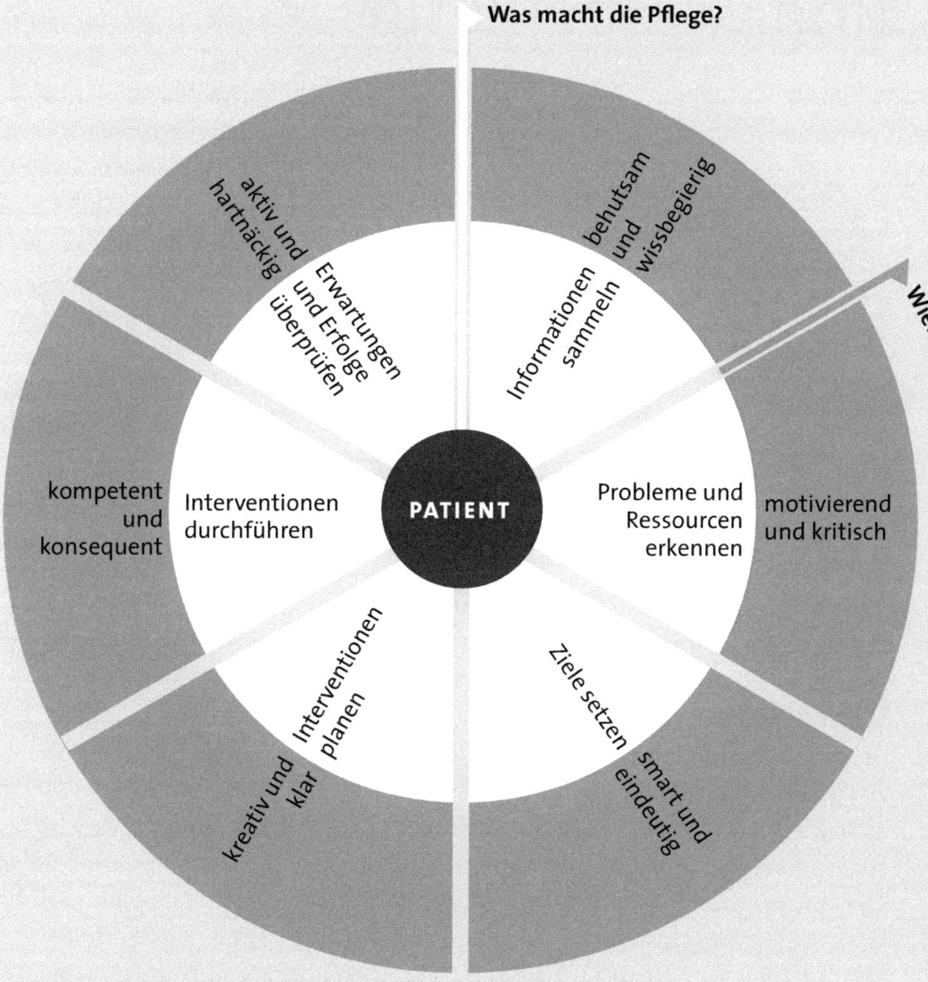

Informationen sammeln: Behutsam und wissbegierig

Da die Probleme der Betroffenen sie zu uns in die Behandlung gebracht haben, ist es notwendig, diese Probleme zu erfragen, um den Pflegeprozess in Gang setzen zu können. Es ist denkbar, dass Betroffene einer Zwangsstörung verschiedene Probleme beschreiben (siehe das Kapitel »Differenzialdiagnosen und komorbide Störungen«). Möglicherweise wird dann im behandelnden Team und mit dem zu Pflegenden entschieden, dass andere Probleme vorrangig angegangen werden. Beispielsweise könnte ein Missbrauch oder eine Abhängigkeit von sedierenden Medikamenten oder Drogen bestehen, die bisher als Teil einer Selbsttherapie eingenommen wurden. Diese müssten dann im Vorfeld einer Expositionstherapie reduziert werden. Weiterhin können existenzielle Probleme wie drohender Verlust von Wohnung oder Arbeitsplatz bestehen, die akut gelöst werden müssen, bevor sich jemand überhaupt mit einer Therapie beschäftigen kann. Schließlich können auch eine schwere Depression oder ein akutes Trauma so im Vordergrund stehen, dass sie primär behandelt werden müssen, bevor man die Zwangsstörung in Angriff nehmen kann.

Hier wird im Folgenden ausschließlich auf die Besonderheiten der Zwangsstörung eingegangen, auf die typischen Probleme und Ressourcen.

Die Informationssammlung ist die Voraussetzung jeder Pflegeplanung. Gleichzeitig müssen wir eine Beziehung aufbauen, die es den Betroffenen erlaubt, sich zu öffnen und sich auf eine Behandlung einzulassen, bei der sie im größtmöglichen Ausmaß ihre Kontrolle aufgeben müssen. Es nützt uns nicht viel, wenn wir eine Fülle an Informationen bekommen, ohne eine vertrauensvolle Beziehung zu gestalten, denn dann werden sich die Betroffenen nicht ausreichend auf den weiteren Verlauf einlassen können. Insofern muss in dieser Phase der gegenseitigen Orientierung die Behutsamkeit die Wissbegierde immer begleiten. Das Schmieden eines gemeinsamen Bündnisses gegen den Zwang muss hier beginnen.

Hierbei sollten wir auch nicht die Angehörigen vergessen. Informationen aus dem häuslichen Umfeld sind von großer Bedeutung, weil gerade zu Hause viele Zwangshandlungen sehr ausgeprägt sind oder sogar ausschließlich dort durchgeführt werden. Außerdem kann es den Betroffenen eventuell schwerfallen, Dauer und Umfang ihrer Zwangshandlungen richtig einzuschätzen. Dann können die Angaben der Angehörigen eine wichtige Ergänzung zum Einschätzen des Schweregrads der Zwangsstörung sein. Wir können also mithilfe der Angehörigen das Assessment verbessern und im späteren Verlauf eine Ressource für die Betroffenen aktivieren (vgl. das Kapitel zum Einbezug von Angehörigen).
Das Sammeln der Informationen ist leichter, wenn diese Möglichkeit auch dem Gegenüber gegeben wird. Sowohl wir als Behandelnde als auch die Betroffenen – und auch die Angehörigen – sammeln und geben Informationen. Man könnte vielleicht besser von einem Informationsaustausch sprechen. Beim Informationsaustausch wird der Grundstein der therapeutisch-pflegerischen Beziehung gelegt. Deshalb ist es wichtig, hier genug Zeit einzuplanen und aufmerksam zu sein. Gerade in dieser Phase reagieren die Betroffenen sofort auf »Fehler« unsererseits. Unachtsamkeit, fehlende Wertschätzung, Routineverhalten, mangelndes Fachwissen sind nur einige der möglichen »Beziehungsverhinderer«. Dementsprechend sind Skills wie aktives Zuhören, validieren können, Empathie zeigen sowie Verlässlichkeit und Ansprechbarkeit signalisieren für den Aufbau der Beziehung hilfreich.
Aus Sicht der Betroffenen kennzeichnet der respektvolle und wertschätzende Umgang mit ihnen eine gute psychiatrische Pflegefachperson (Richter u. a. 2014). Aus eigener Erfahrung kann ich sagen, dass für Menschen mit einer Zwangsstörung, die in die stationäre Behandlung kommen, die Vermittlung von fachlicher Kompetenz sehr wichtig ist. Kompetenz vermittelt Hoffnung, etwas, das viele auf ihrem langen Krankheitsweg größtenteils verloren haben. Neben den einrichtungsbezogenen Informationen ist also auch das Geben von störungsspezifischen Informationen wichtig. Diese können Hoffnung wecken, und Hoffnung fördert wiederum den Beziehungsaufbau. Sehr oft habe ich die Erfahrung gemacht, dass die Betroffenen von ganz allein anfangen, ihre Zwänge zu beschreiben, wenn sie den Eindruck haben, dass ihr Gegenüber etwas über Zwangsstörungen weiß. So können wir sehr aktiv Informationsaustausch, Beziehungsaufbau und Förderung der Therapiemotivation gestalten.

Beispiel »Ich kann mir vorstellen, dass es nicht leicht ist, jemandem, den Sie noch nicht kennen, Dinge zu erzählen, die mit großer Scham verbunden sind. Vielleicht denken Sie, dass wir Sie dann für verrückt halten, weil Sie so komische und unangebrachte Gedanken haben. Vielleicht denken Sie auch, dass wir vor Ihnen Angst bekommen, Sie eventuell für einen schlechten Menschen halten oder gar für einen gefährlichen. Vielleicht zweifeln Sie auch einfach daran, dass Ihnen ausgerechnet hier und jetzt geholfen werden kann, wo Sie es doch schon mehrmals an anderen Stellen versucht haben. Ich weiß nicht, ob Sie in dieser Art oder ähnlich denken, aber ich kann Ihnen sagen, dass dies häufige Gedanken und Befürchtungen von Menschen mit einer Zwangsstörung sind und dass uns diese Gedanken bekannt vorkommen und wir wissen, dass sie nicht Ihren persönlichen Werten und Moralvorstellungen entsprechen. Vielleicht hilft Ihnen das ein wenig, sich uns anzuvertrauen. Sie können sich darüber gerne noch einmal Gedanken machen.«

Pflegefachpersonen können in dieser Phase also Rollen einnehmen als Informationsquelle, als Experte, als Motivator und Hoffnungsgeber und als erwachsenes, partnerschaftliches Gegenüber.

Probleme und Ressourcen erkennen: Motivierend und kritisch

Die zweite Aufgabe von Pflegefachpersonen liegt darin, die gewonnenen Informationen zu bewerten und die jeweiligen behindernden oder stärkenden und fördernden Aspekte zu erkennen. So, wie wir einem Problemverhalten oder einem ganzen Störungsbild eine oder auch mehrere Funktionalitäten zuordnen können, gilt das Gleiche für Ressourcen und Skills, Empowermentaspekte, Recoveryelemente usw. Ob intra- oder interpsychische Funktionen betroffen sind, ob soziale Kompetenzen oder Genussfähigkeit ein Thema ist, ob die Sicherung von Einkommen, Wohnung oder Arbeitsplatz im Vordergrund steht oder Beziehungsfragen, ob Sinn und Spiritualität vermisst werden, all dies gilt es in der Bezugspersonenarbeit herauszufinden, zu klären und zu fördern.

Die gewonnenen Informationen, das Ausmaß aller genannten Probleme und Ressourcen und die Zusammenhänge sind selbstverständlich genau zu erfassen. Sie helfen nicht nur, die Ziele und die möglichen Interventionen zu planen, sie können so auch von Teamkollegen genutzt werden, um problematisches Verhalten einzuordnen und gesunde Anteile zu stärken.

Motivierend müssen die Pflegenden sein, um den häufig langjährigen und frustrierenden Vorerfahrungen der Betroffenen etwas Neues entgegenzusetzen. Auch dem störungstypischen Zweifel muss eine klare Motivation und hoffnungsvolle Haltung gegenübergestellt werden.

Kritisch gilt es allen symptomatischen Verhaltensweisen zu begegnen. Vieles wird nur angedeutet und nicht ausgeführt, einiges wird gar nicht erwähnt: Dann muss nachgefragt werden. Häufig wird bagatellisiert, dann muss anhand konkreter Situationen und Abläufe so viel Klarheit wie möglich geschaffen werden.

Weil zu Beginn des Kontaktes die Probleme sehr im Vordergrund stehen, wird im Folgenden zunächst auf die typischen Merkmale der Zwangsstörung eingegangen, um sie besser erkennen zu können. Die wichtige

Funktion der Ressourcen und ihrer Förderung wird bei den Interventionen ausführlich besprochen (S. 66).

Zwangsgedanken

Zwangsgedanken (englisch: obsessions) sind unangenehme Vorstellungen, Bilder oder Impulse, die sich den Betroffenen aufdrängen und starke Gefühle von Anspannung, Angst oder Ekel auslösen. Die Zwangsgedanken stehen häufig im Widerspruch zum persönlichen Wertesystem und beinhalten u. a. Vorstellungen von Ansteckung, Verschmutzung und aggressiven Handlungen. Manche Eltern haben z. B. einschießende Bilder, wie sie ihren Kindern Gewalt antun oder sie töten. Gläubige Menschen können den Drang verspüren, während des Gottesdienstes laut den Teufel herbeizurufen. Wieder andere, die an sich selbst hohe moralische Ansprüche stellen, berichten von sexuellen Fantasien.

Häufig drehen sich die Gedanken um befürchtete Katastrophen im näheren oder weiteren Umfeld, für deren Zustandekommen die Betroffenen sich verantwortlich fühlen würden. »Wenn ich nicht jederzeit voll konzentriert bin und alles kontrolliere und beachte, werde ich etwas Wichtiges verlieren oder unabsichtlich wegwerfen, das wird mich dann meinen Arbeitsplatz kosten.« Oder: »Wenn ich beim Tanken meines Wagens nicht vollkommen aufmerksam bin und alles korrekt mache, dann kann es zu einer Umweltkatastrophe kommen, das Grundwasser der ganzen Gemeinde wird verseucht und ich bin daran schuld.«

Nach Neumann und Geissner (2007) liegt der Anteil der Betroffenen, deren Zwangshandlungen Zwangsgedanken vorausgehen, bei 95 %. Wir können also davon ausgehen, dass praktisch jeder Betroffene irgendwelche aufdringlichen Gedanken hat.

Beim Erfassen der Zwangsgedanken müssen wir als Bezugspersonen daran denken, dass es für die Betroffenen häufig sehr schambesetzt ist, diese Gedanken mitzuteilen (vgl. S. 29). Bei vielen spielt die Befürchtung »Ich bin oder werde verrückt« im Hintergrund eine große Rolle. Möglich sind auch Gedanken, die es den Betroffenen geradezu verbieten, darüber mit Dritten zu reden, weil genau dann ein Unglück eintreten wird: »Wenn du über deine blasphemischen Gedanken sprichst, wird deine Mutter sterben.«

Das Problem der Scham können wir umgehen, indem wir in Form von beiläufiger Information den Betroffenen Beispiele von möglichen Zwangsgedanken schildern: »Es kann vorkommen, dass Menschen mit Zwängen z.B. denken, dass ...« Oder: »Einige Betroffene haben berichtet, dass ...« Dadurch signalisieren wir zum einen, dass uns diese Art von Gedanken bekannt ist, wir also tatsächlich Fachleute sind, was vertrauensfördernd wirkt, und zum anderen, dass es andere Menschen gibt, die ähnliche Gedanken haben, dass die Betroffenen also keineswegs verrückt sind, wie sie selbst häufig fürchten.

Es ist beeindruckend, wie entlastend diese fachlichen Informationen sein können und wie sehr sich die Betroffenen anschließend öffnen, wenn wir diese Befürchtungen als Symptome der Zwangsstörung deklariert haben.

Zwangshandlungen

Zwangshandlungen sind die Handlungsreaktion auf die Zwangsgedanken. Sie dienen der Regulation der entstandenen unangenehmen Gefühle und sollen sie abschwächen. Dies kann entweder als nachträgliche Neutralisierung geschehen (Händewaschen nach Kontamination durch Berührung) oder als präventive Handlung (Kontrolle des Herds, damit kein Wohnungsbrand entsteht). Einige Rituale wie Putzen, Sammeln oder Ordnen laufen auf der sichtbaren Handlungsebene ab. Andere wie Zählen, Beten oder gedankliche Beruhigung finden verdeckt auf der mentalen Ebene statt. In den meisten Fällen müssen die Handlungen immer wieder auf dieselbe Art ausgeführt werden, oft in einer genau festgelegten Anzahl von Abläufen in einer bestimmten Reihenfolge: Erst dreimal den Schlüssel in der Wohnungstür umdrehen, dann dreimal die Kette vorlegen, fünfmal das Licht ein- und ausschalten usw. Werden die Betroffenen bei diesen Abläufen unterbrochen oder haben sie das Gefühl, eine Handlung nicht korrekt ausgeführt zu haben, müssen sie wieder von vorn beginnen. So erklärt sich, dass Betroffene oft stundenlang bis zur völligen Erschöpfung in ihren Zwangshandlungen gefangen sind.
Eine indirekte Form von Zwangshandlung ist die Vermeidung. Hierbei verhalten sich die Betroffenen so, dass die angstbesetzte Situation überhaupt nicht eintreten kann. Wenn ich meine Küche nicht betrete und

nicht koche, dann brauche ich auch meinen Herd nicht beim Verlassen der Wohnung zu kontrollieren. Wenn ich nicht mit dem Auto fahre, dann kann ich auch niemanden überfahren. Viele Betroffene haben sich die Vermeidung von bestimmten Situationen und Handlungen so angewöhnt, dass sie diese bei Darstellung ihrer Symptome gar nicht mehr als Teil ihrer Probleme sehen; für sie sind diese Selbstbeschränkungen zur Normalität geworden. Deswegen ist es wichtig, genau nachzufragen, ob und wie bestimmte Handlungen, die im Zusammenhang mit den direkten Zwangsritualen stehen, durchgeführt werden: »Benutzen Sie noch alle Räume und Gegenstände in Ihrer Wohnung oder gibt es ›verbotene‹ Dinge oder Bereiche?« »Benutzen Sie noch öffentliche Verkehrsmittel oder machen Sie alles zu Fuß oder verlassen Ihre Wohnung überhaupt nicht mehr?«

Sollte es den Betroffenen noch zu schwerfallen, Einzelheiten zu berichten, kann man wie oben beschrieben vorgehen und mögliche Formen von Zwangshandlungen beschreiben: »Manche Betroffene müssen immer erst ihre Küche putzen, bevor sie den Rest der Wohnung putzen können. Kennen Sie das?«

Auf dieser Stufe der Informationssammlung müssen wir noch nicht bis ins Detail die Abläufe der jeweiligen Zwangshandlung kennen, trotzdem versuchen wir, eine möglichst konkrete Vorstellung zu bekommen und Zeitrahmen und Häufigkeit einzugrenzen: »Wie oft waschen Sie sich üblicherweise am Tag die Hände? Bis zu zehn Mal, bis zu fünfzig Mal oder mehr?« »Welches war die größte Häufigkeit?« »Wie lange brauchen Sie üblicherweise, um Ihre Wohnung zu verlassen?« »Wie lange dauert es, wenn es Ihnen gar nicht gut geht?«

Auch wenn wir schon mit dem Beziehungsaufbau begonnen haben und uns als fachkundig bezüglich des Störungsbilds gezeigt haben, sollten wir durchgehend eine hinterfragende Haltung einnehmen. Der Zwang ist ein Meister des Verbergens und Relativierens von wichtigen Informationen, und er bleibt es auch. Die Aufforderung im Evaluationskapitel, wie ein Detektiv zu agieren, gilt für den gesamten Behandlungsverlauf vom Erstkontakt bis zum Abschlussgespräch. Damit wir durch das detaillierte Nachfragen bei den Betroffenen nicht den Eindruck erwecken, wir würden ihnen nicht glauben, erklären wir immer wieder, warum wir jetzt noch einmal nachfragen: »Ich möchte nachvollziehen können, wie Sie das genau machen und was Ihnen dabei durch den Kopf geht. Was denken Sie, kann denn Schlimmes passieren, wenn Sie sich im Bus auf die

Sitze setzen und die Haltegriffe anfassen? Haben Sie Angst vor Schmutz oder Krankheitserregern oder ist es besonders eklig? Machen Sie dann irgendwelche Rituale im Kopf, um das auszuhalten? Oder benutzen Sie Handschuhe oder Tücher, um direkte Berührungen zu vermeiden?«
Recht schnell merken die Betroffenen, dass sie selbst von diesem analytischen Vorgehen profitieren, denn sie lernen an vielen Stellen, ihr eigenes Verhalten auf neue Art einzuschätzen und zu verstehen: »Ach, das gehört auch zum Zwang, dass ich immer noch mal so einen Kontrollfilm im Kopf ablaufen lasse, um zu überprüfen, was ich genau den ganzen Tag gemacht habe!«

Befürchtungen: Wenn immer in Katastrophen gedacht wird

Wenn wir uns an die »klassischen« Fehlinterpretationen der Betroffenen erinnern, dann bilden mangelnde Unsicherheitstoleranz, übertriebenes Verantwortungsgefühl und die Überschätzung von Risiko den Nährboden, auf dem das Katastrophendenken der Betroffenen ausreichend Nahrung findet. Eine weggeworfene Bananenschale auf dem Gehweg weckt dann die Befürchtung »Da rutscht jemand drauf aus, bricht sich den Hals und ist gelähmt« und führt zu dem Gedanken »Die muss ich aufheben, sonst bin ich schuld, wenn das passiert!« (vgl. Fricke 2007). Ein Rechtschreibfehler in einer Geschäftsmail wird als geschäftsschädigend betrachtet: »Wir verlieren den Auftrag und gehen Konkurs und alle Mitarbeiter werden arbeitslos!« So ein Szenario bedeutet dann: »Das darf mir auf keinen Fall passieren, da mach ich mich strafbar!«
Diese Befürchtungen sind natürlich übertrieben, aber sie beschreiben, wie die Menschen denken, die mit einer Zwangsstörung zu uns kommen. Rationalen Argumenten sind sie zu Beginn der Therapie nicht zugänglich, daher sollten wir sie in ihrer Wahrnehmung validieren (»Das klingt anstrengend/beängstigend/bedrohlich, wenn man so denken muss«). Erst im weiteren Verlauf können kognitive Strategien wie die Realitätsüberprüfung oder die Top-down-Analyse entwickelt werden, die neue Einschätzungen ermöglichen (siehe S. 79 ff.).
Auch aus der mangelnden Toleranz gegenüber Unsicherheit können für die Betroffenen katastrophale Gedankenketten entstehen: »Ich habe nicht genau verstanden, was Herr/Frau XY gesagt hat. Wenn ich nicht

weiß, was er/sie gesagt hat, fehlen mir vielleicht entscheidende Informationen und dann mache ich etwas falsch und es passiert deswegen ein Unglück!«

In seiner paradoxen Anleitung zum Unglücklichsein beschreibt WATZLAWICK (1983, S. 44) eine Übung, wie dieses Unglücklichsein zu erreichen ist, die das Verhalten von Menschen mit einer Zwangsstörung gut beschreibt: »Widerstehen Sie auch hier der Versuchung, die Sache zu bagatellisieren; begehen Sie andererseits auch nicht den Fehler, ihr praktisch auf den Grund zu gehen. Behandeln Sie das Problem rein gedanklich, denn jede Wirklichkeitsprüfung Ihrer Annahme wäre dem Erfolg der Übung nur abträglich.«

Unsicherheit und Zweifel (auf Französisch heißt die Zwangsstörung »la maladie du doute«, also Zweifelskrankheit) führen zu einer der häufigsten und bekanntesten Zwangshandlung, der Rückversicherung. Die Betroffenen nutzen dabei ihr Gegenüber zur Entlastung von ihrer Befürchtung. Sie stellen eine Frage, um durch die Antwort Sicherheit zu gewinnen, von Verantwortung entlastet zu werden oder in ihrer Wahrnehmung bestätigt zu werden. Geht man auf den vermeintlichen Sachaspekt der Frage ein und antwortet, wird man Teil einer Zwangshandlung bzw. führt eine versteckt delegierte Zwangshandlung durch.

Der Umgang mit Rückversicherungsfragen ist eine der großen alltäglichen Herausforderungen im Umgang mit den Betroffenen. Angehörige und Fachpersonen kommen hier gleichermaßen an ihre Grenzen. Betroffene, die nicht in der Lage sind, das Stationsbüro zu verlassen, weil sie immer noch nicht die Antwort bekommen haben, die sie hören müssen, und uns als Personal geradezu zwingen, das Notwendige zu sagen, bevor wir weiterarbeiten können, lösen früher oder später Hilflosigkeit und Ärger aus. Auch die tägliche Wiederholung von Fragen in bestimmten Situationen (»Ist der Medikamentenbecher wirklich sauber?«) stellt unsere Geduld auf eine harte Probe. Leider liest man immer wieder auch in Fachbüchern die Empfehlung, zu Beginn der Behandlung auf diese Fragen zu antworten, um die Betroffenen zu entlasten. Hier liegt ein Missverständnis über die Bedeutung und den Effekt dieser gegebenen Rückversicherung vor. Durch Unterstützung beim Ausüben einer Zwangshandlung trägt man zur Aufrechterhaltung der Störung bei. Das kann nicht das Ziel unseres professionellen Handelns sein.

Vielmehr können wir von Beginn an für eine Entspannung dieses Problems sorgen, indem wir den störungsspezifischen Charakter der Rück-

versicherung erklären und offen und direkt das Problem ansprechen: »Was denken Sie, kann diese Frage etwas mit Ihrem Zwang zu tun haben? Kann es sein, dass Sie mich um Rückversicherung bitten?«
Menschen mit einer langjährigen Zwangsstörung bitten häufig automatisch um Rückversicherung, selbst bei Themen, die nicht mit einer klaren Befürchtung verbunden sind. Für uns bedeutet das, gerade zu Beginn der Behandlung, die Fragen offen und wertfrei zurückzugeben. Beispiel:
Frage: »Habe ich heute einen Termin bei meiner Therapeutin?«
Gegenfrage: »Hat Ihnen denn Ihre Therapeutin den nächsten Termin nicht aufgeschrieben?«
Je nach Reaktion der Betroffenen können wir den dahinterliegenden Druck erkennen oder erahnen. Einfaches Verweigern einer Antwort ist deshalb keine fachliche Intervention.

Es ist wichtig, bei Bitte um Rückversicherung immer wieder darauf hinzuweisen, warum wir nicht die gewünschte Antwort geben: weil wir nicht zur Aufrechterhaltung des Zwangs beitragen wollen. Wirkliche Hilfe und Unterstützung beim Phänomen der Rückversicherung ist, das Gewünschte nicht zu tun und zu erklären, warum man es nicht tut.

Die Rückmeldungen von Betroffenen, denen auf diese Art von Beginn ihrer Behandlung an begegnet wird, bestätigen die therapeutische Wirksamkeit dieses Vorgehens.
Bei Betroffenen, die zur Rückversicherung neigen, sind wir in allen Phasen des Pflegeprozesses zu großer Achtsamkeit gegenüber diesem Phänomen aufgefordert. Bei aller Achtsamkeit wird jedoch früher oder später der Moment kommen, in dem wir merken, dass wir gerade eine Rückversicherung gegeben haben. Wir dürfen dann nicht vergessen, dass das Einholen von Rückversicherung ebenso wie das wiederholte Händewaschen oder Kontrollieren eine Zwangshandlung ist, der die Betroffenen in diesem Moment keinen erfolgreichen Widerstand leisten konnten. Es handelt sich um ein Störungssymptom, nicht um einen absichtlichen Versuch, uns zu überlisten oder zu ärgern. In solchen Fällen habe ich sehr gute Erfahrung damit gemacht, den Fehler sofort offen und möglichst humorvoll anzusprechen. Im Sinne von »Gemeinsam gegen den Zwang« könnte man beispielsweise lächelnd sagen: »Ha-

ben Sie gemerkt, Sie haben eben erfolgreich Rückversicherung bei mir eingeholt. Da hat Ihr Zwang mich ganz schön reingelegt. 1:0 für ihn. Beim nächsten Mal passe ich besser auf.« Eine solche Reaktion kann den Betroffenen auch als entlastendes Modell im Umgang mit nicht perfektem Verhalten dienen und ihre übertriebenen Ansprüche an sich selbst relativieren helfen.

Zur Selbstbeobachtung anleiten: Die Zwangshierarchie

Die Zwangshierarchie ist zunächst ein Selbstbeobachtungsinstrument. Sie erleichtert darüber hinaus in einer kognitiven Verhaltenstherapie die Wahl der Expositionsübungen.

Die Zwangshierarchie beruht auf der Tatsache, dass die verschiedenen Zwangsgedanken und Zwangshandlungen mit unterschiedlich starken unangenehmen Gefühlen oder besser »innerer Anspannung« verbunden sind. Liegt zum Beispiel ein Ordnungszwang vor, dann fühlt sich der Druck, in der Küche die Teller und Tassen nach einem bestimmten System zu ordnen, anders an als der Druck, im Schlafzimmer im Kleiderschrank die Kleidungsstücke nach speziellen Kriterien zu sortieren. Bei der Befürchtung, sich selbst mit HIV anzustecken und dann seine Familie zu infizieren, nehmen verschiedene Gegenstände unterschiedliche Bedrohungsgrade an, was dann zu unterschiedlich stark ausgeprägtem Händewaschen führt. Das Berühren der eigenen Haustürklinke hat einen anderen, wahrscheinlich niedrigeren Anspannungswert als das Berühren der Tür im Büro oder gar der Tür vom Bahnhofs-WC.

Diese Anspannungsgrade sind hochindividuell und nicht immer leicht nachvollziehbar. So kann z.B. der Druck, das Wohnzimmer gründlicher zu putzen als das Badezimmer, klar sein, aber im Badezimmer gibt es dann einen Gegenstand, der unbedingt sauber sein muss und noch wichtiger ist als das ganze Wohnzimmer. Dennoch bilden sich insgesamt betrachtet einige Muster ab. Je näher die Bedrohung durch einen Zwangsgedanken kommt, je persönlicher sie sozusagen wird, desto stärker wird meistens das ausgelöste Gefühl der Anspannung und folglich die Notwendigkeit, diese Anspannung durch eine Zwangshandlung zu kompensieren. So ist häufig bei Putzzwängen das Schlafzimmer und dort speziell das eigene Bett der Ort, der am reinsten zu sein hat. Der

nächste logische Ort einer solchen Hierarchie könnte das Badezimmer sein, gefolgt von Wohnzimmer, Küche und Flur. Ein anderes relativ typisches Muster wäre die zunehmende Bedrohung, wenn immer mehr Menschen involviert sind. Deshalb ist z. B. meistens die Bedrohung bei befürchteter Infektionsgefahr durch die eigene Haustür niedriger als durch die Bürotür und schließlich die Tür des Bahnhofs-WC, die von Tausenden Menschen angefasst wird.
Die Aufgabe für die Betroffenen besteht darin, auf einer Skala von 0–100 ihre Zwänge zu hierarchisieren, wobei 100 der größtmöglichen Befürchtung, Bedrohung oder Anspannung entspricht. Abbildung 6 zeigt als Muster eine stark vereinfachte Zwangshierarchie. Ein leeres Formblatt finden Sie im Downloadbereich des Buches.

Abbildung 6 **Muster einer Zwangshierarchie**

Anspannung	Handlung
100	Öffentliches WC in der Stadt benutzen, Tür berühren
90	WC-Tür im öffentlichen WC der Klinik berühren und WC benutzen
80	Mit öffentlichen Verkehrsmitteln fahren und dort Stangen, Türen und Sitze berühren
70	Fußboden im Stationsflur berühren
60	Fußboden im eigenen Zimmer berühren
50	Türgriff im Stationsbüro berühren
40	Tisch im Stationsbüro berühren
30	Türgriff vom Patientenzimmer berühren
20	Tisch und Stühle im eigenen Zimmer auf der Station berühren
10	Fenstergriff im eigenen Zimmer auf der Station berühren

Die Tatsache, dass nicht alle ihre Zwänge gleich bedrohlich sind, ist den meisten Betroffenen bereits klar, wenn man mit ihnen über die Zwangshierarchie zu sprechen beginnt. Ebenfalls bewusst ist den meisten, welche Befürchtung die schlimmste ist, also an oberster Stelle stehen muss. Herauszufinden, wie die Abstufung nach unten weiterzuführen ist, erfordert jedoch für viele eine intensivere Auseinandersetzung mit dem eigenen Erleben der Zwänge und ihren auslösenden Situationen, als sie es bisher kennen und gemacht haben.
In Abbildung 7 sieht man einen Teil der Hierarchie einer Betroffenen, die zeigt, wie komplex Gedanken, Handlungen und Vermeidungsstrategien im Laufe der Zeit werden können. Typischerweise gibt es auf jeder Stufe mehrere Gedanken und Handlungen. Auch der perfektionistische Anspruch der Betroffenen wird beim Betrachten dieser Hierarchie deutlich.
Das Erstellen der Zwangshierarchie erfüllt mehrere Funktionen für den weiteren Verlauf der Therapie. Erstens ist es eine Vervollständigung der Informationssammlung. Alle Beteiligten am Therapieprozess erweitern und präzisieren ihr Wissen über die Inhalte und Abläufe der Zwänge in konkret diesem Fall, nicht zuletzt auch der Betroffene selbst. Weiterhin dient die Kommunikation über die Zwangshierarchie der Vertiefung der Beziehung. Als Bezugsperson kann ich in der Rolle der kompetent beratenden Fachperson Vertrauen aufbauen. Ich kann Zuversicht vermitteln durch zusätzliche Informationen über das Expositionstraining, das in der weiteren Auseinandersetzung früher oder später ansteht. Für die Betroffenen kann das Erstellen der Hierarchie eine Art Exposition in sensu (lateinisch: in der Vorstellung) sein, weil sie sich bewusst mit den Details ihrer Zwänge beschäftigen müssen. Die Zwangshierarchie ist somit eine erste Prüfung der persönlichen Belastbarkeit und der Therapiemotivation. Schließlich wird auf Grundlage der Zwangshierarchie die erste konkrete Expositionsübung festgelegt. Bei einem graduierten Verfahren wird auf mittlerem Hierarchieniveau (zwischen 40 und 60) eine Zwangshandlung ausgewählt, von der sich der Betroffene vorstellen kann, sie dauerhaft wegzulassen. Nach erfolgreichem Verlauf werden dann auf dem jeweils nächsthöheren Niveau weitere Expositionssituationen ausgewählt bis zur höchsten Stufe 100 (vgl. »Ablauf und Planung des Expositionstrainings«, S. 88).

Abbildung 7 Zwangshierarchie einer Patientin

Anspannung	Die Handlung selbst (1), das Weglassen der Handlung (2) sowie das Weglassen des Neutralisierungsrituals (3)
100	• Putzlappen muss immer so in der Hand liegen, bis es sich gut anfühlt (1)(2) • Frisch geputzte Zimmer / Möbel / Gegenstände werden unmittelbar nach Reinigung wieder verschmutzt (3) • Inhalt des Necessaires von anderen Menschen berühren und ausräumen lassen (Klinik) (1)(3) • Inhalt des Badezimmerschränkchens zu Hause von anderen Menschen berühren und ausräumen lassen (1)(3) • Inhalt des Küchenschranks von anderen Menschen berühren und ausräumen lassen (1)(3)
90	• Händewaschen, bevor persönliche Sachen berührt werden (2)(3) • Gewaschene Kleider, hauptsächlich schwarze, bevor sie zusammengefaltet werden, ausgiebig mit Textilroller von Fusseln und Haaren befreien, dann sehr sorgfältig zusammenfalten (2) • Nicht wissen, ob jemand meine persönlichen Sachen berührt hat (1)
80	• Kosmetikartikel im Badezimmer der Klinik von anderen Menschen berühren und unordentlich hinstellen lassen (1)(3) • Getragene Kleider abends in der Klinik bzw. zu Hause ausgiebig mit Textilroller von Fusseln und Haaren befreien und sorgfältig zusammenfalten (2)
70	• Bett machen; zumindest fürs Auge ordentlich, aber am liebsten mit Textilroller von Fusseln und Haaren befreien (2) • Mit Alltagskleidung ins Bett legen und Innenseite des Bettbezugs und Kopfkissen damit berühren (1)(3) • Fremde Toilette immer mit Papier belegen (1)(2)(3)
60	• Ordnen und Ausrichten der Esswaren im Kühlschrank im Winkel (2) • Ordnen und Ausrichten der Schuhe im Treppenhaus im Winkel (2) • Problematik des Ordnens und Ausrichtens betrifft alle Bereiche (2) • Inhalt der Handtasche von anderen Menschen berühren und ausräumen lassen (1)(3) • Getragene Kleider vor dem Waschen mit Textilroller ausgiebig von Fusseln und Haaren befreien und sorgfältig zusammenfalten (2)

Bei der Erstellung der Hierarchie können verschiedene Schwierigkeiten auftreten, die näher angeschaut werden müssen. Manchmal sagen Betroffene, dass sie keine Hierarchie erstellen können, weil sie den Eindruck haben, bei ihnen seien alle Zwänge gleich stark. Häufiger wird die Erstellung der Hierarchie zwar als sinnvoll angesehen und es wird auch zugesichert, sie anzulegen, dann jedoch werden immer wieder Gründe gefunden, warum es bisher eben doch noch nicht ging. In beiden Fällen handelt es sich wahrscheinlich um Vermeidungsverhalten, das vom Behandlungsteam thematisiert werden muss. Zu hohe Funktionalität der Zwangsstörung, mangelndes Verständnis des Therapieverfahrens oder zu geringe Therapiemotivation können Gründe für das Verhalten sein. Die Klärung der Funktionalität durch die Einzeltherapeuten, Information über das Therapieverfahren und seine erwiesenen Erfolgsaussichten sowie die gemeinsame Suche nach motivierenden Faktoren durch die Bezugspflege können in solchen Fällen als Interventionen eingesetzt werden.

Weitere Hindernisse können sich auch aus der Art der Zwangsgedanken ergeben. Wie bereits erwähnt, gibt es Zwangsgedanken, die ihre »Veröffentlichung« mit einem Unglück für die Betroffenen oder ihnen nahestehende Personen verknüpfen: »Wenn jemand erfährt, dass ich diese pädophilen Gedanken habe, wird mein Kind sterben.« Die ohnehin große Scham, die bei so einem Gedanken zu überwinden ist, wird noch durch die empfundene Gefahr einer Katastrophe übertroffen, die durch die Mitteilung der eigenen Gedanken eintreten könnte. Indem wir aktiv auf die mögliche Existenz solcher Gedanken hinweisen (»Es kann vorkommen, dass Menschen mit Zwängen z. B. denken, dass …«) und auf die eventuell bestehenden metakognitiven Denkfehler aufmerksam machen (»Gedanken sind erst mal nur Gedanken und sagen nichts über Ihr Handeln, ich weiß, dass diese Gedanken nicht Ihren persönlichen Werten und Moralvorstellungen entsprechen«), können wir die Betroffenen unterstützen, ihre Hierarchie trotz dieser Hindernisse zu erstellen.

Schließlich können auch Zwangsgedanken wie »Ich darf keine Rechtschreibfehler machen« oder »Alles, was ich aufschreibe, muss hundertprozentig der Wahrheit entsprechen« das Erstellen der Hierarchie erschweren, verzögern oder gar verhindern. Wir haben die Aufgabe, solche Zwangsgedanken wie Detektive aufzuspüren, wenn die Betroffenen sie nicht von sich aus mitteilen können.

Das Erstellen einer detaillierten und für alle Beteiligten nachvollziehbaren Hierarchie ist die Voraussetzung für ein geplantes Expositionstraining. Nur ein geplantes Expositionstraining entspricht einer Durchführung lege artis, nach den Regeln der Kunst.
Es ist nicht empfehlenswert, ohne Hierarchie mit dem Expositionstraining zu beginnen.

Ziele setzen: Smart und eindeutig

Im dritten Schritt des Pflegeprozesses werden gemeinsam mit den Betroffenen die Ziele der Behandlung definiert. Die persönlichen Ziele, die einen Gewinn an Lebensqualität mit sich bringen sollten, sind der Leitfaden für den weiteren Weg und Motivationsgeber für die schwierigen Momente des Prozesses. Sie sind für jeden Einzelnen sehr individuell und können unterschiedlichste Lebensbereiche betreffen: endlich eine eigene Wohnung beziehen können, eine Ausbildung beginnen oder abschließen können, eine Partnerschaft stabilisieren oder überhaupt eingehen können. Eventuell aber sind es auch »kleinere« Ziele, wie handlungsfähiger im Alltag werden, wieder etwas kochen können, die Wohnung verlassen etc. Beim Finden und Ausformulieren der Ziele sind die Pflegenden motivierende und unterstützende Begleiter, die den Betroffenen helfen, konkret zu werden und sich nicht zu sehr auf ihre Defizite zu fokussieren. Im Verlauf ist es wichtig, immer wieder an diese positiven und smarten Ziele zu erinnern.

Widerstände: Die Geschenke des Zwangs

An dieser Stelle müssen wir uns daran erinnern, dass der Zwang nicht immer da war, sondern sich mit den Jahren im Alltag der Betroffenen »breitgemacht« hat. Die Gelegenheit bekommt er nicht selten, wenn jemand unsicher ist, immer wieder an sich und seinen Taten zweifelt und dabei besonders hohe Erwartungen an sich und seine Leistungen hat. Hier kommt der Zwang gerne mit Geschenken, wie Susanne Fricke und Iver Hand (2013) das anschaulich schildern. Eines Tages steht er mit mehreren Paketen vor der Tür, lächelt freundlich, überreicht scheinbar großzügig nacheinander z. B. die Pakete Sicherheit, Kontrolle und Beschäftigung. Als Gegenleistung bittet er sozusagen um günstige Untermiete, Kost und Logis. Dies erscheint zu diesem Zeitpunkt als durchaus lohnenswertes Geschäft, und die Bitte wird erfüllt. In kürzester Zeit verwandelt sich der anfänglich so freundliche und großzügige Gast allerdings in einen Tyrannen, dem man es nie recht machen kann und der von Tag zu Tag mehr Platz im Haus und im Leben des Gastgebers einfordert und auch bekommt. Schließlich haben sich die Rollen fast verkehrt: Der Gast hat die Kontrolle über fast alle Räume vollständig übernommen. Für all die merkwürdigen Dinge, die er von seinem Gastgeber verlangt, hat er Argumente, gegen die dieser sich nicht wehren kann. Irgendwann fühlt sich der Betroffene dem Zwang gegenüber völlig hilflos und machtlos.

Wenn wir in dem Bild bleiben, wäre das Ziel der Behandlung, Raum um Raum des Zuhauses wieder zurückzugewinnen, echte Argumente gegen den Zwang zu finden, die seine ewigen Zweifel abwehren können, und letztlich den Tyrannen vollständig vor die Tür zu setzen. Die Pseudo-Geschenke müssen entsorgt und durch bewährte »Hausmittel« ersetzt werden, die besser für Sicherheit, Kontrolle und Beschäftigung sorgen.

Dafür ist die Hilfe von Fachpersonen aus verschiedenen Berufsgruppen notwendig. Pflegenden kommt hier besonders die Rolle des Motivierenden zu. Insbesondere Betroffene, die überwiegend extrinsisch motiviert zu uns kommen, also vielleicht von ihren Angehörigen oder ihrem Arbeitgeber überredet wurden, sich Hilfe zu holen, sind hier eine Herausforderung. Es ist dann auch eine Aufgabe von uns Pflegefachpersonen, die falschen Geschenke des Zwangs im Alltag immer wieder zu entlarven und den Betroffenen bei der Suche nach Alternativen zu helfen, die die eigenen Bedürfnisse wirklich befriedigen. Nur so können die Betroffenen eine intrinsische, eigene Motivation aufzubauen.

Das Bündnis gegen den Zwang

Um die Therapieziele zu erreichen, schmieden die Mitglieder des Behandlungsteams mit den Betroffenen ein Arbeitsbündnis, ein Behandlungs- und Therapiebündnis gegen den Zwang.

Den Zwang als externen Gegner zu definieren, ist für viele Betroffene ein greifbares Bild, mit dem sie gut arbeiten können. Wenn sie eine Figur oder ein Bild imaginieren können, fällt ihnen die Differenzierung zwischen der eigenen Person und dem Zwang meistens leichter.

Die benutzten Bilder sind sehr individuell und unterscheiden sich von Person zu Person. Den Zwang als Gegner zu sehen, den man bekämpfen und letztlich besiegen muss, scheint aber eine Vorstellung zu sein, die vielen Betroffenen stimmig erscheint. Kämpferische bis kriegerische Metaphern werden sowohl von Betroffenen als auch von Fachleuten regelmäßig zur Veranschaulichung und Motivierung genutzt. »Das ›Hinterland ist befreit‹, wenn an der ›Front‹ des Zwanges gearbeitet wird« (Hillebrand 2009). Ein Betroffener wählte eine Metapher aus der Welt des Fußballs, um sich zu motivieren. Er sah sich selbst von einem Abstiegsplatz immer weiter nach oben klettern, bis er schließlich sein Ziel, einen Platz unter den ersten drei, der für die Teilnahme an der Champions League qualifiziert, erreicht hatte.

Die Erschaffung eines externen Gegners gibt uns Pflegefachpersonen die Gelegenheit, uns mit den Betroffenen auf sprachlicher Ebene zu verbünden: »Wir zusammen gegen den Zwang!« Da wir ansonsten immer wieder angehalten sind, an die Eigenverantwortung der Betroffenen zu appellieren – bei Bitten um Rückversicherungen, bei der Zieldefinition, beim Expositionstraining –, und nur selten direkt zu ihrer emotionalen Entlastung beitragen dürfen, stärkt es die Beziehung, wenn wir zwischen den Expositionen eine gemeinsame Basis mit ihnen aufbauen und regelmäßig daran erinnern können. Dieses Bündnis in schriftlicher Form festzuhalten, fördert häufig die Verbindlichkeit. Dies kann z. B. in Form eines Behandlungsvertrags geschehen, aber auch Tagebucheinträge, Merkzettel oder Reminder auf Smartphone oder Tablet erfüllen ihren Zweck. Ebenfalls der Verbindlichkeit, aber auch weiteren Aspekten dienen die im folgenden Kapitel beschriebenen SMART-Ziele.

Die SMART-Ziele

Aus dem Projektmanagement und der Motivationsförderung von Mitarbeitern kommt das Tool der SMART-Ziele. SMART steht für »Specific Measurable Accepted Realistic Timely«. Das SMART-Prinzip hilft, Ziele konkret und überprüfbar zu formulieren bzw. zu allgemein formulierte Ziele aufzudecken, anhand derer sich nur schwer konkrete Maßnahmen planen lassen: »Ich möchte mein Leben zurück«, »Ich will einfach wieder gesund sein«, »Ich muss die Zwänge loswerden« etc.

Im Falle einer Zwangsstörung lassen allgemeine Formulierungen dem Vermeidungsverhalten viel Spielraum; je konkreter ein Ziel formuliert ist, desto weniger Möglichkeiten gibt es für Vermeidungsverhalten. Außerdem bestehen bei vielen Betroffenen unrealistische Vorstellungen darüber, was sie in ein paar Wochen erreichen können (»Ich muss in drei Wochen wieder komplett fit sein«), was dann schnell zu Enttäuschungen führt. Ein kleines Ziel, das erreicht wird, ist letztlich motivierender als ein großes Ziel, das nicht direkt erreichbar ist. Außerdem bestätigt ein Misserfolg oft das ohnehin geringe Selbstwertgefühl und andere defizitorientierte Annahmen über die eigene Person. Insofern kann schon durch eine realistische Formulierung der Ziele dem Problem des Perfektionismus vorgebeugt werden.

→ **Beispiel** Herr K., der unter schweren Wasch- und Kontrollzwängen leidet, aktuell 100 % arbeitsunfähig ist, hat sein Ziel für eine achtwöchige Therapie so formuliert: »Ich muss bis zum Verlassen der Klinik wieder arbeiten können, die Zwänge müssen weg sein«. Sein Bezugspfleger erklärt ihm daraufhin das SMART-Prinzip und gemeinsam formulieren sie diese Ziele:

Spezifisch → Ich möchte meine Waschzwänge zu Hause und die Kontrollzwänge bei der Arbeit reduzieren, damit ich wieder mindestens 50 % arbeitsfähig bin.

Messbar → Ich möchte höchstens zehnmal am Tag die Hände waschen und am Arbeitsplatz keine Kontrollen mehr an meinem Schreibtisch durchführen.

Akzeptiert, attraktiv → Das würde mich entlasten. Ich hätte mehr Zeit und meine Hände würden wieder schöner aussehen.

Realistisch → Das traue ich mir zu.

Terminiert → Das will ich in acht Wochen erreichen. ×

Auf diese Weise lassen sich Nah- und Fernziele formulieren. Einen SMART-Zielbogen finden Sie im Downloadbereich des Buches.

In der Praxis zeigt sich die entlastende Wirkung dieser Zielformulierung. Da man konkret formuliert, überprüft man Ergebnisse und keine gefühlten Veränderungen. Wenn gemeinsam nach einer Woche Behandlung festgestellt wird, dass die Hände am Tag nicht mehr fünfzig Mal, sondern nur noch vierzig Mal gewaschen werden, dann ist das ein greifbares Resultat, an dem es nichts zu zweifeln gibt. In der SMART-Formulierung ist die störungsspezifische Intervention der Realitätsüberprüfung geradezu eingebaut. So wird die regelmäßige Evaluation der gesetzten Ziele zu einer therapeutischen Übung, die den Betroffenen die Neueinschätzung von Risiko und Verhalten nahebringt. Das später beschriebene »Expositionsprotokoll« (vgl. S. 121) enthält Elemente des SMART-Prinzips und lässt sich daher sehr gut gemeinsam mit dem SMART-Ziel-Bogen für die Evaluation von Behandlungsmaßnahmen nutzen.

Interventionen planen: Kreativ und klar

Die Planung der pflegerischen Interventionen bildet den vierten Schritt des Pflegeprozesses. Zu unterscheiden sind die allgemeinen von den spezifischen Interventionen. Erste zielen auf die Stärkung des Selbstwertgefühls, der Resilienz und der Handlungsfähigkeit. Die zwangsspezifischen Interventionen reichen von der Psychoedukation über die Angehörigenarbeit bis zum Expositionstraining.
Auch hier sind die Entscheidungen gemeinsam mit den Patientinnen und Patienten zu treffen. Wir können als Experten Empfehlungen aus früheren Behandlungserfahrungen geben, sollten dabei aber auch die Erfahrungen der Angehörigen und der Betroffenen berücksichtigen. Wenn wir uns erinnern, wie lange es braucht, bis ein Patient mit einer Zwangsstörung in Behandlung kommt, dann ist auch klar, wie viele Jahre Erfahrungsvorsprung er im Umgang mit dem Zwang hat und wie hartnäckig wir sein müssen.
Wenn man sieht, mit welchem unerschöpflichen Einfallsreichtum Zwangshandlungen kreiert werden bzw. bedrohliche Alltagssituationen vermieden werden, wird vielleicht klar, warum es beim Planen von Interventionen ebenfalls Kreativität braucht. Gemeint ist hier sowohl Kreativität beim Denken, denn man muss sich in die Logik des jeweiligen Zwangs möglichst gut hineinversetzen, als auch die Kreativität auf konkreter Handlungsebene, die klar und eindeutig umgesetzt werden muss.

Allgemeine Interventionen

Ein individueller und personenzentrierter Ansatz, wie er hier verfolgt wird, erfordert immer ein gewisses Maß an Kreativität bei der Auswahl und Gewichtung von Interventionen, die sich im Allgemeinen bewährt haben. Für den Umgang mit den Betroffenen spielen Spontanität im Verhalten und Kreativität in der Umsetzung eine bedeutsame Rolle, um den häufig starren und unflexiblen Denk- und Verhaltensmustern ein deutliches Gegengewicht entgegenzusetzen. Wenn man die Ressourcen im Blick hat und die aktuelle Situation betrachtet, ergibt sich eigentlich fast immer etwas, woran man anknüpfen oder worauf man eingehen kann.

Ressourcenförderung

Ressourcenorientierte Arbeit ist ein zentraler Aspekt der Arbeit mit Menschen, die an einer psychischen Erkrankung leiden. »Letztlich alles, was von einer bestimmten Person in einer bestimmten Situation wertgeschätzt oder als hilfreich erlebt wird, kann als eine Ressource betrachtet werden« (Nestmann, zitiert nach Berner 2011, S. 45). Hilfreich heißt in diesem Zusammenhang, dass es einer Perspektive dient, die für die Betroffenen ein erhöhtes Maß an Zufriedenheit und Wohlbefinden mit sich bringt und eine möglichst positive Auseinandersetzung mit der Tatsache der psychischen Krankheitserfahrung zulässt und fördert. Das wiederum bedeutet in der Praxis, dass sowohl die persönliche Fähigkeit, Klavier zu spielen, eine Ressource sein kann, als auch die stabile Beziehung zu einer Bezugsperson. Ebenso kann es eine gemütliche Wohnung sein, in der man sich wohlfühlt, ein Haustier, die Eigenschaft, ausdauernd und konzentriert arbeiten zu können, der Traum von einer Weltreise usw.
Ein sehr weites Feld, in dem sich alle Beteiligten in Beliebigkeit verlieren können, wenn sie nicht ausreichend spezifische, also konkret für den einzelnen Betroffenen wirksame Potenziale herausfinden. Eine gemütliche Wohnung ist nicht nur als Ressource zu betrachten, wenn sie auch ein Ort des Verstecks vor den Herausforderungen des Lebens ist. Kommt eine Betroffene aber, nach wieder aufgenommener Berufstätigkeit, abends in ihre Wohnung zurück und erlebt diese als einen Ort, an dem sie sich entspannen und auftanken kann, bekommt sie eher den Charakter einer Ressource.
Welchen Stellenwert die Wohnung oder andere Dinge und Aktivitäten für den Einzelnen haben, ist am besten durch Biografiearbeit zu klären. Manches wird uns schon bei der Informationssammlung aufgefallen sein (siehe S. 44). Nun können wir noch konkreter nachfragen. Dabei können wir z. B. Materialien aus »Personenzentriertes Denken« von Sanderson und Goodwin (2013) nutzen. Dort finden sich Hilfsmittel, um Entscheidungen zu treffen, wichtige Dinge herauszufinden, zu klären, was gut oder nicht gut läuft, ein Lerntagebuch u. a.

Auch im Recovery-Handbuch für Betroffene »Das Leben wieder in den Griff bekommen« (ABDERHALDEN u.a. 2012) gibt es konkrete Tipps und Arbeitshilfen, um Ressourcen, Fähigkeiten, Wünsche und Träume herauszufinden und zu konkretisieren. Zusätzlich enthalten sind ein persönlicher Recoveryplan und eine Vorausverfügung.

Christoph ABDERHALDEN, Michael SCHULZ, Harald STEFAN, Andréa WINTER (Hg.) (2012): Das Leben wieder in den Griff bekommen. Ein Handbuch zur Planung deiner eigenen Recovery. Online verfügbar: http://www.upd.gef.be.ch/upd_gef/de/index/ueber-die-upd/ueber-die-upd/downloads-publikationen/recovery.html

Ressourcenförderung bei Zwangsstörungen kann sehr gut mit dem Aspekt »Belohnung« verknüpft werden (siehe auch S. 111). Da die individuelle Funktionalität der Zwänge meist den Sinn hat, eine persönliche Schwierigkeit zu überdecken, tritt diese beim Rückgang der Zwänge immer deutlicher hervor. Daraus entsteht für die Betroffenen ein neues Problem. Hat jemand z. B. durch exzessives Putzen und Waschen in den letzten Jahren immer weniger gemeinsame Zeit mit seinem Partner verbringen können und dadurch wiederum lange einen unterschwelligen Konflikt mit ihm umgangen, wird dieser Konflikt bei verringerter Putz- und Waschdauer beziehungsweise mehr gemeinsamer Zeit mit dem Partner früher oder später aufbrechen. Dann braucht es genau an dieser Stelle neu zu erwerbende oder wieder zu aktivierende verschüttete Ressourcen.

In diesem Fall könnten die möglichen Schwierigkeiten in der Beziehung durch gezieltes Fördern konkreter Ressourcen antizipiert werden. Wie KNUF (2004) treffend bemerkt, muss die Ressourcenaktivierung immer auch vom Ziel her gedacht werden. Dabei lassen sich die schon beschriebenen SMART-Prinzipien (siehe S. 62) gut nutzen. Ist es das Ziel der Betroffenen, sich den Schwierigkeiten mit dem Partner zu stellen und sie deutlich und angemessen anzusprechen, dann ist beispielsweise das Üben sozialer Kompetenzen angezeigt. Steht das Bedürfnis nach mehr positiv erlebter gemeinsamer Zeit im Vordergrund, können die Förderung der Genussfähigkeit und die gemeinsame Suche nach verbindenden Freizeitaktivitäten sinnvolle Interventionen darstellen. Dabei sollte »der Fokus [...] auf alle Aspekte des eigenen Tuns des Patienten ausgerichtet

sein, da dies am schnellsten und wirkungsvollsten selbst gestaltet und auch verändert werden kann« (BERNER 2011, S. 45).
Beziehungsaufbau, Motivationsarbeit, Ressourcenförderung, Aufbau von neuem Verhalten – all dies kann nur auf theoretischer Ebene separat betrachtet werden. Im praktischen Arbeitsablauf bilden diese und andere Elemente durchgehend eine Einheit, auch wenn wir nicht immer alle Aspekte permanent im Sinne der Ganzheitlichkeit berücksichtigen können. Trotzdem sollten wir uns bewusst sein, wie eng alle einzelnen Elemente miteinander verknüpft sind. Ohne eine vertrauensvolle Beziehung wird es uns schwerfallen, Ressourcen zu fördern oder den Betroffenen zur Mitarbeit zu motivieren. Sich dessen immer wieder bewusst zu werden, ist und bleibt eine kontinuierliche Herausforderung für alle psychiatrischen Fachpersonen.

Achtsamkeit

»Wirkliches Leben erfahren wir nur im Hier und Jetzt. Die Vergangenheit ist schon vorüber, und die Zukunft ist noch nicht da. Nur im gegenwärtigen Augenblick können wir das Leben wirklich berühren.« Dieser Thich Nhat Hanh zugeschriebene Spruch thematisiert ein allgemeines Dilemma, das die Betroffenen einer Zwangsstörung besonders berührt. Größtenteils sind sie mit ihren Gedanken und demzufolge auch mit ihrem Erleben entweder in der Vergangenheit (»Könnte es sein, dass ich etwas falsch gemacht habe? Ich muss noch einmal in Gedanken die ganze Situation nachvollziehen, damit ich mir ganz sicher sein kann«) oder in der Zukunft (»Ich werde bestimmt eines Tages ein Verbrechen begehen, weil ich ständig darüber nachdenke«). Das wirkliche Leben in der Gegenwart wird nur eingeschränkt wahrgenommen, weil die befürchteten Katastrophen zu viel Raum einnehmen und Handlungen meist nur unter dem Aspekt der nachträglichen oder präventiven Gefahrenabwehr durchgeführt werden.
Ich denke an einen Betroffenen, der unter der Befürchtung litt, alle Menschen, denen er unterwegs begegnete, anzugreifen und mit »gefährlichen« Gegenständen zu verletzen oder gar unabsichtlich zu töten. Seine Fixierung auf gefährliche Gegenstände war extrem ausgeprägt und er schilderte eindrucksvoll, womit er seiner Meinung nach alles mögliche Unheil anrichten könnte oder hätte anrichten können: spitze kleine Kieselsteine, scharfe abgebrochene Äste, weggeworfene Kugelschreiber, Tannennadeln (!); selbst mit (vermeintlich) scharfkantigen

Karton- und Zeitungsfetzen ließ sich seiner Meinung nach ein Mensch lebensgefährlich verletzen. Seine gesamte Wahrnehmung war auf den Boden und dortige potenzielle »Waffen« ausgerichtet. Andere Details seiner Umgebung nahm er gar nicht mehr wahr. Er konnte nicht sagen, ob er an Bushaltestellen vorbeigekommen war, wie das Wetter gewesen war, ob er Vögel gehört oder gesehen hat, all diese gegenwärtigen Berührungen durch das Leben entgingen seiner Wahrnehmung. Dieses Gefühl der fast vollständigen Absorption durch ein Katastrophenszenario wird von den Betroffenen als sehr belastend erlebt, denn es fördert ihre Befürchtungen, dass etwas mit ihrem Kopf oder ihren Sinnen nicht in Ordnung ist: »Ich werde verrückt. Meine Erinnerung funktioniert nicht, meine Wahrnehmung ist gestört.«

Um wieder ein Gespür für das Hier und Jetzt zu bekommen, kann Achtsamkeitstraining helfen. Achtsamkeit hat eine lange östliche, buddhistische und spirituelle Tradition. In der Psychotherapie ist sie in den 1970er- und 1980er-Jahren rezipiert worden und spielte eine wesentliche Rolle bei der Entwicklung des Programms zur Mindfulness-Based Stress Reduction (MBSR) nach Jon Kabat-Zinn und der Dialectical Behavior Therapy (DBT) nach Marsha Linehan. Neuere Therapieformen sind beispielsweise die Mindfulness-Based Cognitive Therapy (MBCT) nach Williams u.a. und die Acceptance and Commitment Therapy (ACT) nach Hayes.

Aktuell stößt man also an vielen Stellen auf den Begriff Achtsamkeit, der immer wieder etwas anders definiert wird. GERMER (2005) definiert Achtsamkeit als bewusstes Wahrnehmen der eigenen Erfahrungen ohne Bewertung von Moment zu Moment. Thich Nhat Hanh mahnt: »Du hast eine Abmachung mit dem Leben. Diese findet im gegenwärtigen Augenblick statt. Wenn du diesen Augenblick verpasst, verpasst du deine Abmachung mit dem Leben.«

Zur Unterscheidung der unterschiedlichen Aspekte differenziert Michael HUPPERTZ (2009) zwischen drei Bereichen:

Achtsamkeit in der Psychotherapie → Hier geht es für die Ausführenden (Teammitglieder und Betroffene) im weitesten Sinn um eine zunehmend bewusste Wahrnehmung von belastenden Störungssymptomen und weiterhin um einen bewussteren und somit verbesserten Umgang mit diesen Symptomen.

Achtsamkeit in der Lebenspraxis → Achtsamkeit im Alltag zielt auf die Zunahme von Wohlbefinden und Mitgefühl, Glück, aber auch Weisheit.

Achtsamkeit in der Spiritualität → Auf der abstraktesten Ebene, der Spiritualität, sind die Ziele das Überwinden menschlichen Leids, Transzendenz und Erleuchtung.
Huppertz betont, dass Betroffene Achtsamkeit praktizieren können (Lebenspraxis), ohne eine »höhere« Absicht haben zu müssen und vor allem ohne religiöse »Voraussetzungen« erfüllen zu müssen (Spiritualität). Für die praktizierenden Teammitglieder gilt, dass es zumindest wünschenswert ist, sich persönlich mit dem Bereich Lebenspraxis konkret auseinanderzusetzen, dass aber auch für sie keine Notwendigkeit besteht, besondere religiöse oder spirituelle Ambitionen zu haben.
Durch diese Unterteilung können sowohl beim Einführen von Achtsamkeitselementen als Bestandteil eines Behandlungskonzepts als auch beim Vermitteln an die Betroffenen unnötige Missverständnisse vermieden und persönliche Vorbehalte abgeschwächt werden.

Achtsamkeit in der Pflege zielt auf die Zunahme von Wohlbefinden, von Mitgefühl, auch mit sich selbst. Pflegekräfte können dazu als Experten des Alltags beitragen.

Für die Betroffenen einer Zwangsstörung können nun konkret folgende Ziele für das Anwenden von Achtsamkeit als therapeutisches Element benannt werden:

- mehr Aufmerksamkeit im gegenwärtigen Moment;
- bewusstes Wahrnehmen und Zulassen von Emotionen, Gedanken und körperlichen Sinneseindrücken, ohne diese zu bewerten;
- frühzeitiges Bewusstwerden der aufdringlichen Stimuli, der Gedanken, Bilder und Impulse und der daraus folgenden übertriebenen Bewertungen und Handlungen;
- Distanzierung vom Zwang: »Ich habe eine Zwangsstörung, ich bin nicht der Zwang.«

In Abbildung 8 sieht man, wie Achtsamkeit zur Unterbrechung dysfunktionaler Reiz-Reaktionsketten angewendet werden kann, indem bei den einzelnen Schritten das Auftauchen des Stimulus und die daraus entstehende, üblicherweise unbewusst ablaufende Reaktionskette bewusst aus einer beobachtenden (Meta-)Position wahrgenommen wird.

Abbildung 8 Achtsamkeit zur Unterbrechung von dysfunktionalen Reiz-Reaktionsketten (nach KÜLZ, ROSE 2013)

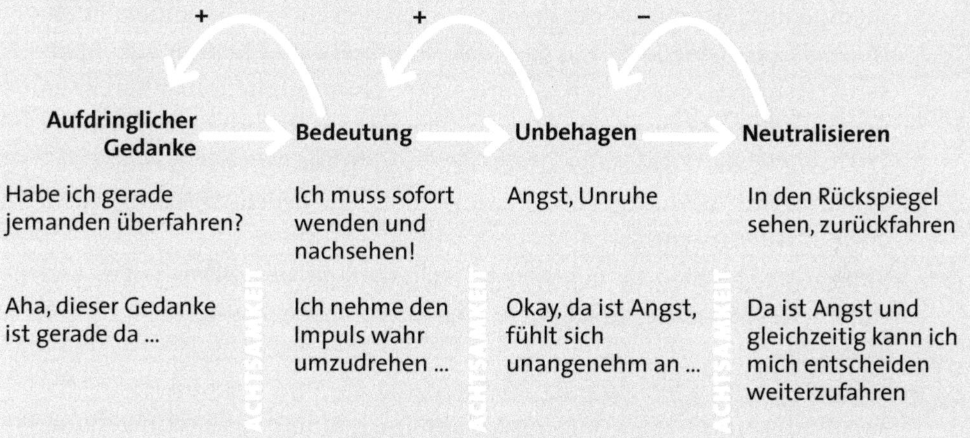

Das Auftauchen des aufdringlichen Gedankens wird bewusst wahrgenommen. Er wird als bereits bekannter Zwangsgedanke identifiziert. Die daraus folgende Bewertung und der Impuls, etwas tun zu müssen, werden ebenfalls einzeln für sich identifiziert und beobachtend wahrgenommen. Wenn möglich, wird eine Haltung des »freundlichen Begrüßens« von Gedanke und Impuls eingenommen. Im nächsten Schritt wird die entstehende Emotion identifiziert und bewusst zugelassen. Die dysfunktionale Strategie des Vermeidens wird bewusst unterlassen. Im letzten Schritt tritt an die Stelle der üblichen automatischen Neutralisierung eine offenere Haltung, die zumindest theoretisch andere Handlungsweisen zulässt. Diese Haltung wird auch mit dem »Geist des Anfängers« oder einer Haltung des »leichten Lächelns und der offenen Hände« beschrieben. Neugierde auf das, was als Neues möglich sein könnte, auch wenn diese Handlung schon mehrfach durchgeführt wurde. Diese Haltung schließt ausdrücklich sowohl die Möglichkeit des Gelingens, also eines erfolgreichen Widerstands gegen den Zwang, als auch die des Nichtgelingens, also einer erneuten Vermeidung oder des Ausführens eines Rituals, mit ein. Diese ergebnisoffene Haltung ist gerade für die perfektionistische Haltung der Betroffenen einer Zwangsstörung eine besondere Herausforderung.

Beim Vermitteln oder Lehren von Achtsamkeit stehen die zuständigen Mitglieder des Behandlungsteams vor einer speziellen Aufgabe. Der allgemein wünschenswerte Anteil an Selbsterfahrung in Bezug auf eine therapeutische Technik bei den Behandelnden ist hier besonders hoch. In der Praxis bedeutet dies, dass das Vermitteln und Lehren von Achtsamkeitsübungen möglichst denjenigen Teammitgliedern überlassen werden sollte, die eigene positive Erfahrungen in diesem Bereich haben. Dies erhöht die Erfolgsaussichten des Verfahrens und beugt unnötigen Frustrationen und Aggressionen aufseiten der Pflegefachpersonen und der Betroffenen vor.
Um einen Einblick zu geben, wie Achtsamkeit den Betroffenen vermittelt werden kann, möchte ich eine kurze und wirkungsvolle Übung vorstellen:

Übung Atmen Sie ein paar Mal bewusst ein und aus und lenken Sie Ihre Achtsamkeit einen Augenblick auf ihre gesamte äußere Umgebung. Lenken Sie dann Ihre Aufmerksamkeit speziell auf Ihre optische Wahrnehmung. Benennen Sie nun ungefähr fünf Dinge, die Sie sehen können, und sprechen Sie diese deutlich aus. Dabei betonen Sie ausdrücklich die Art Ihrer Sinneswahrnehmung. »Ich sehe ein großes Haus. Ich sehe zwei schwarze Vögel am Himmel. Ich sehe ...«
Dann richten Sie Ihre Aufmerksamkeit auf Ihre akustische Wahrnehmung und benennen in gleicher Art ebenfalls ungefähr fünf Geräusche. »Ich höre die Vögel kreischen. Ich höre in der Ferne einen Zug. Ich höre ...«
Wiederholen Sie dieses Vorgehen auch in Bezug auf Gerüche, Körperwahrnehmungen und Geschmack. Suchen Sie nicht zu lange nach Sinneseindrücken; wenn Sie keinen weiteren Geschmack erkennen, fahren Sie einfach mit dem nächsten Schritt der Übung fort. Das Ganze läuft möglichst mühelos und ohne Leistungsdruck ab.
Probieren Sie, bei der ganzen Übung möglichst intensiv wahrzunehmen, dass es äußere, reale Wahrnehmungen sind, die Sie aufnehmen. Es gibt diese Vögel dort am Himmel und Sie können sie wirklich hören. Sie spüren wirklich die Sonne auf Ihrem Gesicht und Sie haben tatsächlich vorhin einen Kaffee getrunken, den Sie noch schmecken können.
Wenn Sie nun alle Ihre fünf Sinne durchgegangen sind, richten Sie Ihre Achtsamkeit auf Ihre Gedanken und benennen ganz konkret den aktuell aufdringlichen Gedanken (z.B. »Ich denke, dass ich verschmutzt bin und mir die Hände waschen müsste«). Betonen Sie deutlich, dass

Sie es (nur) denken: »Das ist mein Gedanke, das findet nur in meinem Kopf statt.«
Dann wiederholen Sie den gesamten Ablauf noch zwei- bis dreimal. Sie können dabei Ihren Aufenthaltsort ändern, von einem Raum in einen anderen gehen, von drinnen nach draußen oder umgekehrt. Sie können ebenso gut bleiben, wo Sie sind, und dieselben Sinneswahrnehmungen erneut beschreiben. Bleiben Sie bei der Benennung des aufdringlichen Gedankens jedoch in einem Zyklus wenn möglich bei demselben Gedanken, das verstärkt die gewünschte Wirkung der Desidentifikation. »Hier bin ich mit meinem realen Erleben, da ist mein Zwang, der mir überbewertete Gedanken aufdrängt. Das findet nur in meinem Kopf statt.«
Trainieren Sie diese Übung zu Beginn mit weniger bedrohlichen Gedanken in Momenten, wo sie nicht so aufdringlich sind. Mit etwas Training kann diese Übung dann auch in kritischen Momenten genutzt werden, wenn die Zwangsgedanken Sie zu überwältigen drohen.

Spezifische Interventionen

Die spezifischen Interventionen orientieren sich an den spezifischen Problemen der Zwangsstörung. Indem die Betroffenen und ihre Angehörigen die Symptome der Erkrankung und ihre Funktionalität verstehen lernen, wird der Boden für die nachfolgenden kognitiven und verhaltenstherapeutischen Interventionen bereitet. Der Sinn der Interventionen muss sich erschließen, um die Motivation und damit die Kraft für den Widerstand gegen den Zwang aufbringen zu können.

Psychoedukation

Psychoedukation kann gerade zu Therapiebeginn ein Türöffner sein. Wie schon beschrieben, bieten die störungstypischen Umstände wie ein meist langer Krankheitsvorlauf, ausgeprägtes Schamgefühl und dysfunktionale Grundannahmen sowie kognitive Fehlbewertungen der sachlichen und fachlichen Psychoedukation verschiedene vielversprechende Ansatzpunkte, um mit den Betroffenen in Kontakt zu kommen. Aus meiner Erfahrung wirkt es vertrauens- und damit im nächsten Schritt beziehungsfördernd, wenn gleich zu Beginn von uns Pflegefachpersonen die Rolle des Experten eingenommen wird. Damit ist ausdrücklich

keine belehrende oder gar bevormundende Haltung gemeint, die von oben herab Vorgaben macht und Abhängigkeiten schafft – im Gegenteil. Wir versuchen, grundlegendes Wissen über die Zwangsstörung zu vermitteln.
Dies kann in Gruppen wie im Einzeldialog geschehen.
In beiden Fällen ist darauf zu achten, dass die Information in verständlicher Form erfolgt und an die tatsächlichen Bedürfnisse der Betroffenen angepasst wird.
Psychoedukationsgruppen → Viele Informationen über die Zwangsstörung, über das Störungsmodell, die kognitiven Verzerrungen und emotionalen Belastungen sowie die therapeutischen und medikamentösen Behandlungsmöglichkeiten können auch in einer Gruppe vermittelt werden. Dabei merken die Mitglieder durch den Austausch in der Gruppe auch, dass sie nicht allein mit ihren Erfahrungen sind, dass das vermeintlich absurde persönliche Verhalten ein Symptom der Zwangsstörung ist und nicht unbedingt etwas, was zu ihrer Person gehört.
Psychoedukation im Dialog → Wenn nicht genug Patienten für eine Gruppe zusammenkommen oder zur Klärung und Vertiefung spezieller Fragen, kann die Psychoedukation auch im Einzelkontakt erfolgen. Wir schildern aus unserer Erfahrung mögliche Denkmuster anderer Betroffener, machen Angaben über die Möglichkeiten der Behandlung und ihre Erfolgsaussichten, stellen offene Fragen und hören aktiv den Äußerungen der Betroffenen zu. Im Einzelkontakt kann natürlich sehr viel besser auf die individuellen Bedürfnisse eingegangen werden. Die Erkenntnis, dass man nicht allein mit seinen Problemen ist und dass es sehr viele verschiedene Bewältigungsstrategien gibt, vermittelt sich hingegen in der Gruppe leichter.
Die Informationen, die wir geben können, vermitteln auf einer sachlichen Ebene Hoffnung, weil es nachweislich gute Behandlungsmöglichkeiten und auch -erfolge gibt. Und das ist wichtig, denn »Ohne Hoffnung gibt es kein Recovery!« (Deegan 2013, vgl. auch S. 38). Wenn wir über die wichtige Funktion von Ressourcen informieren, verbinden wir Edukation mit Motivation und vermitteln erneut ein Stück Hoffnung.
Besonders starke Hoffnungsträger können Peer-Mitarbeitende sein. Menschen, die selbst zwangserfahren sind und nach einer entsprechenden Schulung (Kurse in EX-IN; Experienced Involvement) ihr Erfahrungswissen als Mitglieder des Gesamtbehandlungsteams einbringen. Ich persönlich habe gute Erfahrungen mit Peers als »Psychoedukatoren«

gemacht. Wenn sie von ihren individuellen Recoverygeschichten berichten, vermittelt dies den Betroffenen ein starkes Gefühl von Hoffnung: »Da ist jemand, der hat das Gleiche wie ich und dem geht es jetzt schon viel besser.« Aber auch die Schwierigkeiten und Ambivalenzen im Behandlungsverlauf können aus der Peerperspektive authentisch geschildert werden, was ebenfalls entlastend für die Betroffenen ist.

Psychoedukation kann und soll Wissen über die Zwangsstörung vermitteln. Psychoedukation muss aber auch Realität vermitteln und Raum für ambivalente Haltungen der Betroffenen geben. Zum Vermitteln der guten Behandlungsaussichten gehört ebenso die Aufklärung über häufig auftretende Probleme und Stolpersteine.

Die Patientinnen und Patienten müssen wissen: Die Behandlung einer Zwangsstörung ist anstrengend, sie ist langwierig, sie erfordert Einsatz und Mut und verändert das ganze Leben. Es werden bisher verborgene Probleme deutlich werden und in weiteren Schritten das Erlernen von neuen Fähigkeiten nötig machen. Nur in Kenntnis aller Vor- und Nachteile kann ein Betroffener fundierte Entscheidungen treffen, sich die Folgen zuschreiben und sich im besten Fall als erfolgreich, in jedem Fall aber als selbstwirksam erleben.

Einbezug von Angehörigen

Wenn wir Angehörige mit in den Behandlungsprozess einbeziehen möchten – und das ist sinnvoll, weil sie über wichtige Informationen verfügen und oft in Zwangshandlungen involviert sind –, benötigen wir immer die Zustimmung der Betroffenen. Auch wenn die aktuelle Familienkonstellation belastend ist, lohnt es sich, Angehörige wenn möglich in die Behandlung zu integrieren. Nicht vergessen sollten wir auch, dass die Beziehung meistens beidseitig als belastend erlebt wird: »Das Zusammenleben mit zwangskranken Menschen ist oft eine leidvolle und anstrengende Angelegenheit« (ALTHAUS u. a. 2008).
Angehörige stehen in einem schwer lösbaren Dilemma im Umgang mit den Betroffenen. Lassen sie sich in die Zwangshandlungen einspannen, geben sie also z. B. Rückversicherungen oder übernehmen die übertriebenen Sicherheits- oder Kontrollstandards der Betroffenen, kommen sie früher oder später an ihre Grenzen und somit in eine Stresssituation.

Grenzen sie sich jedoch deutlich von den Zwängen ab und verweisen auf die Eigenverantwortung der Betroffenen oder ihre persönlichen Grenzen, kommen sie in die Rolle der lieblosen und egoistischen Familienmitglieder, was ebenfalls belastend ist. In Abbildung 9 ist dieses Dilemma als fortschreitende Abwärtsspirale dargestellt.

Abbildung 9 Die Zwangsspirale in Beziehungen

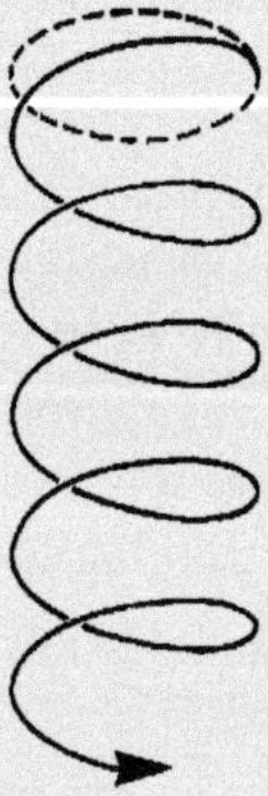

Betroffener	Zwänge (Intensität nimmt nach unten zu)	Angehöriger
	Leichte Zwänge	Mein Partner hat Macken wie ich auch
Ich möchte Unterstützung	Starke Zwänge	Ich helfe aus Zuneigung
Vorübergende Sicherheit		Wenn ich helfe, geht es besser
Selbstständigkeit nimmt ab, Zunahme der Zwänge		Es wird mir zu viel – Ärger – wiederwillige Hilfe
Enttäuschung und Ärger, Zwang nimmt zu		Ich will tun, was ich will; wenn er wollte, dann könnte er
Wenn sie mich lieben würde, würde sie mir helfen – gefühlte Ablehnung – Zunahme der Zwänge		Unterstützung wird verweigert

Diese Abwärtsspirale hat negative Auswirkungen auf den Verlauf der Zwangsstörung; eine Umkehr bietet insofern die Chance auf Besserung und in jedem Fall auf die emotionale Entlastung aller Beteiligten.

Das Dilemma der Angehörigen ähnelt den Schwierigkeiten, die wir als behandelnde Fachpersonen im therapeutischen Umgang mit den Betroffenen haben können, ist jedoch für die Angehörigen emotional stärker belastend. Aus psychoanalytischer Perspektive würde man sagen, dass in der Gegenübertragung Gefühle von Wut, Machtlosigkeit und Frustration ausgelöst werden. Wir können uns das durch Intervision

und Supervision bewusst machen und uns immer wieder klarmachen, dass das Handeln der Betroffenen von den Zwängen geleitet wird und nicht böse Absicht ist.
Dieses Wissen über den Zwang hilft auch den Angehörigen. Über deren Psychoedukation kann viel Druck aus dem Familiensystem genommen werden. Wenn diese wissen, wie sie wirklich helfen können und nicht ungewollt das Zwangssystem aufrechterhalten, kann sich das positiv auf den Therapieverlauf der Betroffenen auswirken. Einige Schlagworte für den verbesserten Umgang der Angehörigen mit den Betroffenen und mit sich selbst:

- Den Zwang nicht persönlich nehmen.
- Sich persönliche Freiräume schaffen und sich Unterstützung holen.
- Sich nicht in Zwangshandlungen einbinden lassen ist die beste Unterstützung.
- Die Illusion aufgeben, man könnte den Zwang mit gesundem Menschenverstand überwinden.
- Mit den Betroffenen möglichst etwas unternehmen, wo der Zwang keine Rolle spielt.

Dies ist nur eine Auswahl von Verhaltensweisen, die wir den Angehörigen als mögliche Unterstützung vorschlagen können.

Nadine Bull, Christiane Poppe (Hg.) (2015): Zuhören, informieren, einbeziehen. Leitfaden für die Arbeit mit Angehörigen in der Psychiatrie. Köln: Psychiatrie Verlag.

Gleichzeitig müssen wir auch darüber informieren, dass gerade zu Beginn der Therapie ein verändertes Verhalten der Angehörigen, z. B. keine Rückversicherung mehr geben, bei den Betroffenen zu größerer Anspannung führen kann, die dann natürlich von allen wahrgenommen wird und ausgehalten werden muss. Hier sollten wir den Angehörigen Informationsmaterial über Möglichkeiten der eigenen Entlastung zur Verfügung stellen, von Selbsthilfegruppen über Entspannungstechniken bis hin zur Psychotherapie.
Auch wenn die Angehörigen eine wichtige Rolle im Behandlungskontext haben, ist es wichtig zu betonen, dass Angehörige keine Therapeutenrolle übernehmen können und sollen und dass ihre persönliche Selbstfürsorge ihr Beitrag für das ganze Familiensystem ist. Dieses System hat

Ressourcen für den Genesungsprozess, die gemeinsam von innen und von außen aktiviert werden können.

Kognitive Strategien

Die störungsspezifischen kognitiven Strategien bei Zwangsstörungen setzen bei der zweiten Stufe von Salkovskis' Modell an, bei der Fehlbewertung des aufdringlichen Gedankens. Wie beschrieben (vgl. S. 22), liegen der Fehleinschätzung vor allem eine Überbewertung von Verantwortung und Gefahr, Perfektionismus und eine übertriebene Einschätzung der Kontrollierbarkeit von Gedanken zugrunde. Für diese Fehlbewertungen gibt es verschiedene kognitive Strategien, die die Betroffenen erlernen, um sie in alltäglichen Situationen anwenden zu können. Ziel ist eine achtsame Distanzierung gegenüber den Intrusionen in der Art: »Das ist wieder ein Zwangsgedanke. Den kenne ich, der versucht mir Angst zu machen. Wenn ich es mir genau überlege, ist das Risiko gar nicht so groß.« Durch die gedankliche Klärung sorgen diese Strategien für eine Abnahme von Angst und Anspannung.

Diese Strategien dürfen allerdings nicht unmittelbar vor, während oder direkt nach einer Expositionsübung angewendet werden, weil damit das therapeutisch erwünschte Ansteigen der Anspannung verhindert oder vorzeitig beendet werden würde!

Eine Ausnahme wäre eine als Notfall empfundene Situation, in der der Betroffene das Gefühl hat, von seinen Zwangsbefürchtungen überflutet zu werden. Zum Abwenden oder Beenden einer solchen Ausnahmesituation sind kognitive Strategien sehr sinnvoll.

Vor dem Einsatz von kognitiven Strategien muss also unbedingt geklärt werden, ob es einen zeitlichen Zusammenhang mit einer Expositionsübung gibt, damit die Betroffenen sie nicht zur Vermeidung der Stresssituation nutzen und wir als therapeutische Mitarbeiter uns nicht aktiv daran beteiligen. Wenn dies geklärt ist, ist der Einsatz von kognitiven Strategien ein wesentliches Element eines Gesamtbehandlungskonzepts.

Die Instruktion dieser Techniken fällt abhängig vom jeweiligen Konzept oder Behandlungskontext den Einzeltherapeuten und -therapeutinnen zu oder erfahrenen psychiatrischen Pflegefachpersonen.

Ich möchte im Folgenden zwei kognitive Strategien näher vorstellen, die sich in unterschiedlichen Situationen gerade auch für Pflegefachpersonen bewährt haben.

Realitätskontrolle oder Realitätsüberprüfung

Die Realitätsüberprüfung kann z. B. in der Vorbereitung der Expositionsübungen dazu dienen, die Befürchtungen zu relativieren. Da die überwiegende Mehrheit der Betroffenen die reale Gefahr von bestimmten Situationen oder Handlungen stark überschätzt, versucht man, mit der Realitätsüberprüfung eine Neueinschätzung des Risikos anzubahnen. Hat z. B. jemand die Befürchtung, dass er beim Verlassen der Wohnung vergessen haben könnte, den Herd auszuschalten, und deswegen immer wieder kontrollieren muss, ob der Herd wirklich abgeschaltet ist, könnte eine Realitätsüberprüfung folgendermaßen aussehen:

Pflegefachperson: »Wenn Sie sich vorstellen, Sie verlassen Ihre Wohnung und gehen nicht mehr in die Küche, um den Herd zu kontrollieren: Was könnte dann passieren und wie groß schätzen Sie das Risiko auf einer Skala von 0–100 ein, dass es passiert – wenn Sie sich die Situation sozusagen durch die Zwangsbrille anschauen?« *(Klärung der zugrunde liegenden Befürchtung und Einschätzung des Risikos aus zwanghafter Perspektive).*

Betroffener: »Ich fürchte, dass der Herd anfangen könnte zu brennen, dass das Feuer weiter auf die ganze Wohnung übergreift und schließlich das Haus vollständig abbrennt und andere Menschen zu Schaden kommen. Ich fürchte, das Risiko liegt bei 100, wenn ich mich in die Situation versetze.«

Pflegefachperson: »Wenn Sie jetzt mit etwas Abstand die Situation betrachten, sozusagen ganz vernünftig, wenn Sie die Zwangsbrille abnehmen und Argumente sammeln, die für und gegen eine solche Katastrophe sprechen: Was fällt Ihnen da alles ein?« *(Realistische Betrachtung fördern. Sammeln von Argumenten).*

Betroffener: »Eigentlich weiß ich ja, dass das Risiko viel kleiner ist, aber Argumente zu finden fällt mir doch schwer. Vielleicht, dass andere Leute auch ihre Wohnung verlassen können, ohne so oft zu kontrollieren wie ich. Bei denen passiert ja auch nichts. Und wahrscheinlich fängt der Herd gar nicht an zu brennen, sondern es springt eher die Sicherung heraus. Und bevor das ganze Haus abbrennt und Menschen sterben, ist wahrscheinlich die Feuerwehr schon da. Wenn ich genau überlege, dann hab ich persönlich noch nie gehört, dass so etwas passiert ist.«

Pflegefachperson: »Also es scheint ja auch eine andere Sicht auf diese Situation möglich zu sein und Sie haben sogar eine ganze Reihe Argumente dafür gefunden. Wenn Sie jetzt noch einmal das Risiko einschätzen: Wie hoch, würden Sie sagen, ist es ohne die Zwangsbrille?« *(Nochmalige Einschätzung des Risikos unter Berücksichtigung der gesammelten Argumente).*

Betroffener: »Unter diesen neuen Gesichtspunkten würde ich sagen, vielleicht 20.«

Das Ziel der Realitätsüberprüfung liegt vor allem darin, eine Diskrepanz aufzuzeigen, nicht unbedingt sofort eine vollkommen realistische Einschätzung zu finden. Es soll deutlicher werden, dass man die jeweilige Situation auch anders einschätzen kann. Die Realitätsüberprüfung kann gut in beginnenden Krisenmomenten eingesetzt werden.

Top-down-Analyse

Die zweite Strategie, die Top-down-Analyse, nutzt die Technik des Katastrophisierens, um eine dysfunktionale Grundannahme zu identifizieren. Unter Katastrophisieren versteht man das Weiterdenken vom ursprünglichen bedrohlichen Gedanken in Richtung einer angenommenen Katastrophe. Dieses Weiterdenken vermeiden die Betroffenen üblicherweise, indem sie sofort zur Beruhigung ihre Zwangshandlung ausführen. Insofern handelt es sich um eine konfrontative kognitive Strategie, die sich dementsprechend auch während der Exposition anwenden lässt, wenn die Anspannung z.B. nicht ausreichend steigt. Außerhalb der Exposition angewandt, mit dem Ziel, die dysfunktionale Grundannahme offenzulegen, kann die kognitive Strategie dagegen zu emotionaler Entlastung führen.

In Abbildung 10 wird der Ablauf schematisch beispielhaft dargestellt. Ausgehend von einer konkreten Zwangshandlung, Händewaschen nach dem Berühren von Geld, wird der Betroffene aufgefordert, sich vorzustellen, was passieren würde, wenn er die Zwangshandlung nicht ausführen würde.

Pflegefachperson: »Was denken Sie, was würde passieren, wenn Sie sich nach dem Berühren von Geld die Hände nicht gründlich waschen?«

Betroffener: »Ich könnte schmutzig sein und mich deswegen mit einer Krankheit anstecken.«

Dies könnte eigentlich als ausreichende Begründung stehen bleiben, denn es klingt nachvollziehbar, dass man dieses Empfinden nicht erleben will und sich deshalb die Hände wäscht. Bei der Top-down-Analyse wird jedoch weitergefragt, um die dahinterliegende dysfunktionale Grundannahme aufzuspüren.

Abbildung 10 **Beispiel Top-down-Analyse: Was würde es bedeuten, wenn …**

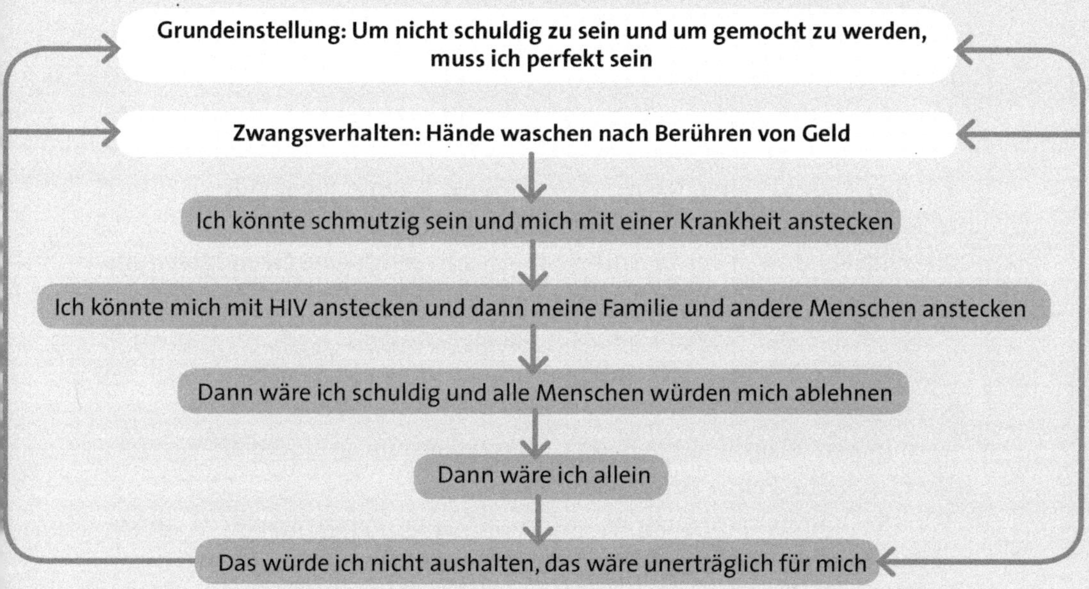

Pflegefachperson: »Und dann? Was wäre so schlimm, wenn Sie sich anstecken würden? Das passiert ja anderen Menschen auch.«
Betroffener: »Ich könnte mich mit HIV anstecken und dann meine Familie und andere Menschen anstecken.«
Wieder wird weitergefragt, als wenn diese Befürchtung nicht schlimm genug wäre. Man achte dabei darauf, sich nicht in eine moralische Diskussion verstricken zu lassen. Selbstverständlich möchte niemand seine Familie, die er liebt, mit HIV infizieren. Es geht darum, eine kognitive Fehlannahme deutlich zu machen, die zur Ausbildung und Aufrechterhaltung der Zwangsstörung beitragen kann.
Pflegefachperson: »Und dann? Was wäre so schlimm daran, dass Sie Ihre Familie mit HIV anstecken?«
Betroffener: »Dann würden sie sterben und ich wäre schuld daran und alle Menschen würden mich ablehnen.«
Pflegefachperson: »Und was wäre so schlimm, wenn alle anderen Sie ablehnen würden?«

Betroffener: »Dann wäre ich allein.«
Pflegefachperson: »Und was wäre so schlimm, wenn Sie allein sind? Andere Menschen sind ganz gerne allein.«
Betroffener: »Das würde ich nicht aushalten. Das wäre für mich unerträglich.«
Hier wäre jetzt der Kern der vorgestellten Katastrophe und der persönlichen Ängste erreicht: einsam, allein, schuldig und verstoßen, ohne die Fähigkeit, damit umzugehen. Diese Angst könnte mehr oder weniger unbewusst hinter dem Drang stecken, sauber sein zu müssen.
Abschließend wird der Betroffene motiviert, selbst eine Grundannahme zu formulieren, die diese Befürchtung deutlich macht.
Pflegefachperson: »Wenn Sie jetzt versuchen, diese Kette an Katastrophengedanken mit einem Satz zusammenzufassen. Wie könnte so ein Satz lauten?«
Betroffener: »Um nicht schuldig zu werden und gemocht zu werden, darf ich keine Fehler machen.«
Weitere kognitive Strategien wären z. B. der Verantwortlichkeitskuchen, die Kosten-Nutzen-Analyse oder die Technik der Assoziationsspaltung.

Steffen Moritz (2007): Assoziationsspaltung. Leitfaden zur Reduktion von Zwangsgedanken. Online verfügbar: http://www.uke.de/kliniken/psychiatrie/downloads/klinik-psychiatrie-psychotherapie/Manual_Assoziationsspaltung_korrigiert_070824.pdf

Metakognitive Strategien

Wir kommen hier zurück auf die bereits vorgestellte Problematik der dysfunktionalen Metakognitionen, also der Annahmen oder Gedanken über das Denken (vgl. S. 25). Zur Erinnerung die am häufigsten vorkommenden Metakognitionen bei Zwangsstörungen:
Thought-Action Fusion (TAF) → »Wenn ich etwas denke, werde ich es auch tun.«
Thought-Event Fusion (TEF) → »Wenn ich etwas denke, wird es Realität.«
Thought-Object Fusion (TOF) → »Wenn ich etwas denke, wird es auf einen Gegenstand überspringen und ihn kontaminieren.«

Betroffene, die diese dysfunktionalen Metakognitionen haben, trauen also ihren Gedanken eine realitätsverändernde Kraft zu. Hierin unterscheiden sie sich von den Betroffenen ohne dysfunktionale Metakognitionen, die ihre einschießenden Gedanken durchaus als übertrieben einschätzen können.

Wir können in einem frühen Therapiestadium kaum ein »vernünftiges« Gespräch über Metakognitionen führen, denn es sind für die Betroffenen keine Befürchtungen, sondern reale Gefahren.

Obwohl die therapeutische Bearbeitung dieses Phänomens in erster Linie den Einzeltherapeutinnen und -therapeuten obliegt, ist es für Pflegefachpersonen ebenfalls wichtig, das Phänomen und einige mögliche Interventionen zu kennen, denn durch unseren engen alltäglichen Kontakt mit den Betroffenen werden wir regelmäßig mit diesen Gedanken über Gedanken konfrontiert. Deshalb hier drei Beispiele für praktisch anwendbare metakognitive Strategien. Es handelt sich um Gedanken-Experimente, die nicht funktionieren, weil es schlicht und einfach nicht möglich ist. Ohne dies den Betroffenen ausführlich erklären zu müssen, ermöglichen es ihnen die Experimente, eine Erfahrung zu machen, die sie im nächsten Schritt an der Richtigkeit ihrer dysfunktionalen Metakognitionen zweifeln lassen können. Man kann sich vorstellen, dass dies ein Prozess ist, der seine Zeit braucht, um dauerhaft wirksam zu werden. Trotzdem werden recht schnell konstruktive Zweifel an den bisherigen Denkmustern angeregt.

Beispiel TAF

Herr S.: »Ich denke ständig, dass ich mir das Leben nehmen könnte. Das ist nicht auszuhalten. Ich habe solche Angst, dass ich die Kontrolle verlieren werde und mir etwas antue.«

Pflegefachperson: »Sie befürchten, dass Ihre Gedanken Sie gegen Ihren Willen zur Umsetzung bringen können, obwohl Sie sich nichts antun wollen?«

Herr S.: »Ja, genau.«

Pflegefachperson: »Lassen Sie uns ein Experiment machen. Stellen Sie sich vor, dass Sie Ihren Laptop, Ihre Uhr oder Ihr Handy, sprich: etwas, das Ihnen wichtig ist, verschenken, sagen wir z. B. an Ihren Nachbarn. Ich nehme an, dass Sie das normalerweise nicht tun möchten, oder?«

Herr S.: »Nein, natürlich nicht.«

Pflegefachperson: »Also, dann denken Sie genau das bitte ab jetzt so oft wie möglich, stellen Sie sich das bitte ganz konkret vor, wie Sie klingeln, Ihrem Nachbarn die Sachen überreichen, wie Sie Ihr Eigentum weggeben, obwohl Sie das eigentlich nicht wollen. Versuchen Sie, diese Machtlosigkeit zu empfinden, etwas gegen Ihren Willen tun zu müssen. Machen Sie dies bis zu unserem nächsten Gespräch, dann schauen wir, was passiert ist.«

Beispiel TEF

Frau B.: »Ich habe ständig diese Gedanken, dass meinem Partner ein Unglück zustößt. Dass er einen Unfall hat, schwer verletzt wird und dann an den Folgen stirbt. Ich darf das nicht denken, weil ich befürchte, dass es dann wirklich passieren wird. Es ist, als wenn man eine Vorahnung hat, was passieren wird, und es selbst heraufbeschwört.«
Pflegefachperson: »Sie denken, dass durch Ihre Gedanken ein Ereignis Wirklichkeit wird, dass Sie das dann verursacht haben?«
Frau B.: »Genau.«
Pflegefachperson: »Ich schlage Ihnen ein Gedankenexperiment vor. Stellen Sie sich vor, dass Sie am nächsten Wochenende im Lotto gewinnen. Sie gewinnen eine Million. Sie sehen vor Ihrem inneren Auge, wie Sie die Benachrichtigung bekommen, wie Sie den Eingang des Geldes auf Ihrem Konto registrieren, wie Sie schon etwas von dem Geld ausgeben. Sie spüren die Freude über den Gewinn, stellen sich Ihr neues Leben bildlich vor. Denken Sie das regelmäßig mehrmals am Tag mit so viel Überzeugung wie möglich bis zu unserem nächsten Termin.«

Beispiel TOF

Herr Z.: »Ich denke immer wieder, dass ich auf keinen Fall an HIV denken darf, wenn ich die Türklinken anfasse. Ich stelle mir vor, dass sie dann mit dem Virus verseucht sind und dass sich jemand anderes anstecken und dann an Aids sterben könnte.«
Pflegefachperson: »Es ist, als wenn Ihre Gedanken in die Türklinke gesendet würden und der Inhalt der Gedanken dann die Türklinke beherrscht? Man könnte auch sagen, dass die Gedanken dies von allein tun, obwohl Sie persönlich das gar nicht wollen?«
Herr Z.: »Ja, so stelle ich mir das zumindest vor.«
Pflegefachperson: »Stellen Sie sich jetzt einmal vor, dass Sie beim Berühren der Kaffeemaschine in der Stationsküche immer an Glück und Gesundheit denken. Sie sind voller positiver Energie, wenn Sie sich einen Kaffee holen. Jeder, der sich nach Ihnen einen Kaffee holt, wird mit dieser Energie aufgeladen, wird gesund und glücklich. Glück und Gesundheit

werden sich so auf unserer Station ausbreiten. Vielleicht erfahren die anderen, dass dies Ihr Verdient ist, und sind Ihnen dankbar.«

Um die Betroffenen nicht zusätzlich mit ihren Befürchtungen zu konfrontieren, werden neutrale oder positive Gedanken gewählt, die durch ihr Eintreten neutrale oder sogar erfreuliche Folgen haben würden. Die Gedankenexperimente sollten einen persönlichen Bezug haben, damit sie von den Betroffenen selbstständig überprüft werden können.
Durch das Scheitern der Gedankenexperimente können die bisherigen Annahmen über den übertrieben machtvollen Einfluss von Gedanken zuerst irritiert und später verändert werden.

Expositionstraining mit Reaktionsmanagement

Nun kommen wir zum Kernelement einer verhaltenstherapeutischen Behandlung, das sehr gut von Pflegefachpersonen in unterschiedlichen Settings durchgeführt werden kann. Beim Expositionstraining mit Reaktionsmanagement (ERM) handelt es sich um ein Konfrontationsverfahren aus der Verhaltenstherapie, das als Erweiterung der Expositionstherapie mit Reaktionsverhinderung von Hand (2000) entwickelt wurde. Eingebettet in ein Gesamtkonzept kognitiver Verhaltenstherapie ist es die Therapieform der Wahl bei Zwangsstörungen (Althaus u. a. 2008). Die Wirksamkeit wurde mehrfach in wissenschaftlichen Studien belegt, die bei ca. 70 % dauerhafte Effekte feststellten (Reinecker 2009).
Exposition heißt, dass sich die Betroffenen zuerst in Begleitung und später selbstständig den Situationen und Gedanken aussetzen, die bei ihnen Angst oder andere unangenehme Gefühle auslösen. Sie geben somit das Vermeidungsverhalten auf, was zunächst zu einer stärkeren Wahrnehmung der befürchteten Emotionen und in der Folge zu einem Anstieg der inneren Anspannung führt. Reaktionsmanagement heißt, dass die Betroffenen sich bewusst für das Weglassen des neutralisierenden Verhaltens, also des Zwangsrituals, entscheiden. Damit ermöglichen sie sich die Erfahrung, dass die Anspannung auch ohne Gegenregulation, also von allein, wieder abnimmt. Dies wiederum erlaubt es ihnen, eine neue Einschätzung der Ausgangssituation und des damit verbundenen Risikos vorzunehmen und neue Verhaltensformen im Umgang mit schwierigen Gefühlen und in Alltagssituationen aufzubauen. »We don't push the patients, we help the patients to push themselves« (Salkovskis, zitiert nach Hillebrand 2009, S. 18).

Durch regelmäßige Wiederholung nimmt zum einen die erwartete Angst ab, und die Gesamtkurve der Anspannung flacht mehr und mehr ab (vgl. Abb. 11), zum anderen tritt eine Gewöhnung an das neue Verhalten ein. Dies führt idealerweise zum positiven Erleben von mehr Selbstwirksamkeit und erweitert konkret den Handlungsspielraum der Betroffenen.

Abbildung 11 Expositionstraining mit Reaktionsmanagement

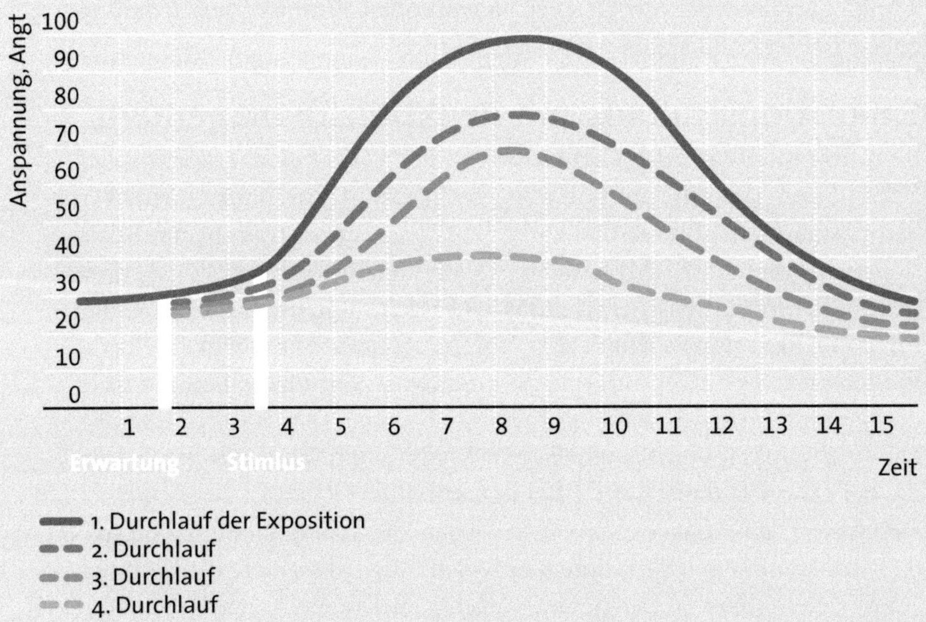

Das Expositionstraining setzt auf der emotionalen Ebene des Salkovskis-Modells an. Es konfrontiert bewusst mit dem ursprünglich durch kognitive Fehlbewertung ausgelösten unangenehmen Gefühl, das es in der Übung auszuhalten gilt.

Der Begriff »Exposition« hat damit im Kontext des Expositionstrainings eine fest umrissene Bedeutung, die über die alltagssprachliche Definition, sich unangenehmen Situationen und Gefühlen aussetzen, hinausgeht und mit bestimmten Rahmenbedingungen verbunden ist. Um die Intervention Exposition klar von anderen Versuchen der Betroffenen abzugrenzen, ihre Zwangshandlungen nicht auszuführen, für die ich den Begriff »spontanes Weglassen« gewählt habe, hier eine Übersicht der Unterscheidungskriterien (Abb. 12):

Abbildung 12 Exposition versus spontanes Weglassen von Zwangshandlungen

Exposition	Spontanes Weglassen
geplanter Inhalt und Ablauf	ungeplant
dauerhafte Absicht, dieses Ritual aufzugeben	ohne dauerhafte Änderungsabsicht
überprüfbar	schwer zu evaluieren
regelmäßiges Üben zum geplanten Zeitpunkt	spontanes Weglassen, eher abhängig von der Tagesform
Zulassen der Gefühle	Unterdrücken der Gefühle
Habituation möglich	keine Habituation

Exposition ist eben nicht die unangenehme Alltagssituation, die Betroffene zwingt, etwas durchzustehen, das sie freiwillig sonst nicht tun würden. Eine solche Situation ist nicht geplant und die Entscheidung gegen den Zwang eine Einzelfallentscheidung; es gibt keinen bewusst gefassten Beschluss der Betroffenen, sich auf neues Verhalten einzulassen und es ab jetzt in ähnlichen Situation immer anzuwenden, also dauerhaft auf das Zwangsritual in diesem Zusammenhang zu verzichten. Eventuell handelt es sich sogar um den zur Störung gehörenden Widerstand gegen eine Zwangshandlung (Diagnosekriterium zwei, siehe S. 16). Dieses Verhalten wird mit großer Wahrscheinlichkeit zu keiner Neubeurteilung des Risikos führen, und dementsprechend wird sich auch kein neues Verhalten entwickeln. Sehr häufig verwenden Betroffene aber genau für diese Situationen den Begriff »Exposition« und schließen daraus, dass sich für sie das Expositionstraining bereits als nicht wirksam erwiesen hat.
Eine genaue Klärung des Begriffs »Exposition« ist also von großer Bedeutung, auch für die Mitglieder des Behandlungsteams. Es empfiehlt sich, im Lauf der Behandlung die Definitionen der Begriffe immer wieder deutlich zu machen, um Missverständnisse bei allen Beteiligten zu vermeiden.

Ablauf und Planung des Expositionstrainings

Bei der Art der Durchführung werden drei Modalitäten unterschieden:

- in vivo (lateinisch: im Lebendigen) oder in sensu (lateinisch: in der Vorstellung);
- graduiertes Vorgehen oder massiertes Vorgehen (englisch: flooding);
- Therapeutenbegleitung oder Selbstmanagement.

Das graduierte Vorgehen in vivo mit Begleitung durch eine Fachperson ist das bewährteste, aber auch aufwendigste und soll im Folgenden genauer vorgestellt werden. Im Einzelfall muss der behandelnde Arzt oder die behandelnde Psychologin entscheiden, welche Kombination der Modalitäten eingesetzt wird.

Der Ablauf des Expositionstrainings kann in eine Vorbereitungsphase und eine Durchführungsphase unterteilt werden. In der Vorbereitungsphase übernehmen vor allem die Einzeltherapeuten, ob Psychiater oder Psychologen, einen Teil der Psychoedukation, entwickeln mit den Betroffenen ein individuelles Störungsmodell und besprechen mögliche persönliche Funktionalitäten der Zwänge. Bei stark ausgeprägter Funktionalität müssen eventuell vor dem Expositionstraining mit den Einzeltherapeuten kognitive Strategien eingeübt werden, damit die Betroffenen sich ihren Befürchtungen überhaupt zu stellen wagen.

Die Übergänge und Anteile im Bereich der Psychoedukation von Einzeltherapeuten und Pflegefachpersonen sind fließend und abhängig vom Wissens- und Erfahrungsstand der beteiligten Personen. Idealerweise besprechen sich die Mitglieder des Behandlungsteams und teilen die verschiedenen Aufgaben klar auf. Qualifizierte Pflegefachpersonen können dann in der Vorbereitungsphase Teile der Psychoedukation übernehmen und beim Erstellen der Hierarchie unterstützen.

Der ganze Prozess läuft sehr strukturiert ab. Die Reihenfolge der einzelnen Schritte sollte möglichst eingehalten werden (siehe Abb. 13). Insbesondere das Erstellen einer detaillierten und für alle Beteiligten nachvollziehbaren Hierarchie sollte am Anfang stehen. Sie ist die Voraussetzung für jedes Expositionstraining.

Zur Erinnerung: Nur ein geplantes Expositionstraining entspricht einer Durchführung lege artis, nach den Regeln der Kunst. Es ist nicht empfehlenswert, ohne Hierarchie mit dem Expositionstraining zu beginnen.

Abbildung 13 Die Schritte des Expositionstrainings

1. Erstellen der Zwangshierarchie
2. Auswahl von Exposition I auf mittlerer Hierarchiestufe
3. Detaillierte Planung von Exposition I
4. Durchführung von Exposition I in Begleitung
5. Evaluation
6. Wiederholung der Punkte 4 und 5, bis ein deutlicher Spannungsabfall festgestellt wird
7. Exposition I wird selbstständig von den Betroffenen weitergeführt

Wenn die Anspannung deutlich nachgelassen hat und nicht mehr als sehr unangenehm empfunden wird, beginnt der Prozess mit der Auswahl von Exposition II auf einer höheren Hierarchiestufe neu und wird so bis zur höchsten Stufe fortgesetzt. Auf diese Weise erweitern die Betroffenen Schritt für Schritt ihre zwangsfreien Handlungsmöglichkeiten.

Um Vermeidungsverhalten vorzubeugen, bleibt beim Expositionstraining die Verantwortung für den weiteren Verlauf immer bei den Betroffenen. Zu Beginn einer Exposition erklären beispielsweise die Pflegenden den Betroffenen ausdrücklich, dass das Training freiwillig ist und sie es jederzeit abbrechen können. Sie fragen noch einmal nach der Bereitschaft und dem Willen, die zu exponierende Zwangshandlung ab sofort dauerhaft wegzulassen. In der Regel stimmen die Betroffenen zu, denn sie sind schon bei der Planung einbezogen worden und wissen genau, was auf sie zukommt. Eine gemeinsame Planung mit klaren Absprachen fördert das Gefühl von Selbstwirksamkeit und verringert das bisher vorherrschende Erleben von Machtlosigkeit.

Die Planung umfasst Aspekte von Übungszeitpunkt, Dauer und Inhalt der Übung. Geklärt wird auch, ob die Übung in Begleitung oder selbstständig durchgeführt werden soll und wie das mögliche Verhalten direkt nach der Exposition aussehen kann.

Im Allgemeinen gilt das Prinzip: Keine Überraschungen während der Exposition. Im sehr konkreten Durchspielen der Situation sollen bereits im Vorfeld alle möglichen Hindernisse gedanklich vorweggenommen und überwunden werden, sodass ein Erfolgserlebnis sehr wahrscheinlich wird.

Wenn wir an das Prinzip »Keine Überraschungen« denken, wird die Wichtigkeit genauer Planung deutlich. Für die Betroffenen ist Planung eine Voraussetzung, um sich überhaupt auf die für sie riskanten Verhaltensweisen einlassen zu können. Für die durchführenden Fachpersonen ist eine exakte Planung die Voraussetzung, um sich den vielfältigen Aufgaben während einer Exposition konzentriert und achtsam widmen zu können. Außerdem lenken Diskussionen über das weitere Vorgehen während der Exposition die Betroffenen von ihrem emotionalen Erleben ab, senken also im schlechtesten Fall die schon aufgebaute Spannung oder verhindern ihren Anstieg von vornherein.

Vor allem zu Beginn der Expositionsbehandlung spielt Planung eine große Rolle. Im Laufe der Therapie, wenn den Betroffenen die sich wiederholenden Elemente bereits vertraut sind, sinkt der zeitliche Aufwand für die Planung einer Exposition. Zu Beginn der Therapie ist jedoch eine Dauer von einer Stunde für die Planung einer Exposition schnell erreicht. Man sollte sich deshalb für die Planung genügend Zeit freihalten.

Abbildung 14 zeigt ein Planungsformular, auf dem das bisherige Verhalten mit Zwangsritualen (linke Spalte) dem neuen Verhalten ohne Rituale oder zumindest mit genau definierter Reduktion der Rituale (rechte Spalte) gegenübergestellt wird. Im Beispiel geht es um die Planung einer Dusch-Exposition für eine Betroffene mit starken Waschzwängen. Im Downloadbereich des Buches findet sich auch ein leeres Formular.

Man sieht, dass sehr genau zu klären ist, welche Rahmenbedingungen oder Vorbereitungen zur Zwangshandlung dazugehören. Das Ritual »Duschen« fängt nämlich meistens schon lange vor dem Moment an, in dem jemand unter der Dusche steht und das Wasser andreht. Das Anordnen der Kleider, die man danach anziehen wird, das Reinigen von Duschutensilien, das Reinigen der Dusche selbst, Sortieren von Waschlappen und Handtüchern, eventuell das Einkaufen des »richtigen« Duschgels etc., all dies kann Bestandteil des Duschrituals sein. Würde die Planung erst mit dem Einseifen beginnen und mit dem Abtrocknen enden, hätte man die Hälfte des Gesamtrituals nicht berücksichtigt.

Abbildung 14 **Planung einer Exposition**

Verhalten mit Zwangsritualen	Gewünschte Verhalten
Vor dem Duschen Hände waschen (30 Min.)	Händewaschen zu Beginn und als Zwischenschritt weglassen
Duschmittel reinigen (4 Min.)	Duschmittel nicht reinigen
Dusche spülen (5 Min.)	Dusche nicht spülen
Hände waschen (3 Min.)	Reihenfolge ändern
Kopf und Ohren waschen (6 Min.)	Kürzere Zeiten für Teilschritte festlegen oder besser Gesamtdauer festlegen: max. 30 Minuten
Hände waschen (1 Min.)	Rituale weglassen, Vermeidungsverhalten abbauen
Linken Arm waschen (2 Min.)	
Hände waschen (1 Min.)	
...	
Insgesamt mindestens 60 Minuten	

Wir müssen wissen, dass wir uns nicht darauf verlassen können, dass die Betroffenen von allein alle ritualisierten Handlungen nennen. Dies kann einerseits an ihrem Vermeidungsverhalten liegen und andererseits daran, dass sie tatsächlich oft nicht wissen, bei welchem Verhalten es sich um eine Zwangshandlung handelt, weil sie es schon immer so gemacht haben oder sich nicht mehr an die Zeit vor der Zwangsstörung erinnern können. Wir sind also in der Pflicht, den gesamten Ablauf sehr detailliert abzufragen.

Am Ende der Planung sollten für den Betroffenen und die Fachperson keine Fragen mehr offen sein. Dass sich Situationen ergeben können,

an die man nicht gedacht hat, ist natürlich möglich. Solche Momente sind dann eine gute Gelegenheit, das Restrisiko des Lebens gemeinsam zu begrüßen und akzeptierend festzustellen, dass man einfach nicht alles planen kann.
Man sieht, dass die Planung einer Exposition ein komplexer und zeitaufwendiger Vorgang ist, für den es Erfahrung und Fachwissen braucht. Unerfahrene Teammitglieder sollten darin möglichst angeleitet werden. Die Planung ist eine sehr wichtige Voraussetzung für das Gelingen der einzelnen Exposition, aber auch für den Erfolg der gesamten Therapie. Sollten bei den Planungen wichtige Details nicht berücksichtigt werden, würden zwar scheinbar erfolgreiche Expositionen durchgeführt, aber insgesamt könnte kein dauerhaftes neues Verhalten aufgebaut werden.
Abschließend möchte ich noch kurz auf eine Besonderheit bei der Planung von Expositionen hinweisen, auf die im Evaluationskapitel noch ausführlicher eingegangen wird. Einige Betroffene benutzen das Wissen über den genauen Ablauf einer Exposition, um sich bereits im Vorfeld zu beruhigen. Dies ist vor allem bei Menschen mit Kontrollzwängen häufig zu beobachten. Die Exposition wird detailliert im Kopf »vorerlebt« und dann als »nicht so schlimm« eingestuft. Die Folge ist ein deutlich niedrigerer Spannungsanstieg als der, den man erwarten könnte. Für diese Betroffenen muss vom üblichen Vorgehen abgewichen werden: Die Expositionen dürfen nicht so konkret vorbesprochen werden, dass diese prophylaktische gedankliche Vermeidung durchgeführt werden kann. Man sollte stattdessen verschiedene Expositionsmöglichkeiten besprechen, aber offenlassen, welche dieser Möglichkeiten tatsächlich zur Anwendung kommen. Nach Absprache und mit klarer Zustimmung eines Betroffenen können im Einzelfall auch überraschende Elemente eingebaut werden.

Praktische Prinzipien der Exposition

Bei der Durchführung der Expositionsübung gilt es, einige Prinzipien zu beachten. Üblicherweise geht man langsam vor und plant ausreichend Zeit, das heißt ein bis zwei Stunden, für die ersten Übungen ein, damit die Betroffenen idealerweise schon während der Exposition einen Abfall der Anspannung erleben. Für die ersten Expositionsübungen empfiehlt es sich, möglichst alltagspraktische Situationen zu wählen. Es ist das erklärte Ziel, dass die Anspannung der Betroffenen während jeder Übung möglichst hoch gesteigert wird. Die Frage »Was wäre jetzt noch schlimmer, wie könnten wir die Anspannung noch erhöhen?« ist fester Bestandteil jeder Exposition. Dabei bestimmen die Betroffenen, wie weit sie gehen wollen. Es sollte keine Steigerung gegen den Willen der Betroffenen vorgenommen werden.

Der Verlauf der Anspannung wird während der Exposition regelmäßig gemeinsam eingeschätzt. Die betroffene Person wird von der begleitenden Fachperson eingeladen und dabei unterstützt, aufkommende Gedanken, Gefühle, Körperempfindungen und Bilder möglichst genau zu benennen (siehe das ERM-Drehbuch, S. 95).

Jede einzelne Exposition gliedert sich in zwei Teile. Am Anfang steht die direkte Konfrontation, die in Begleitung oder selbstständig durchgeführt wird. Hier wird dann z. B. Unordnung auf dem Schreibtisch von jemandem hergestellt, der unter Ordnungszwängen leidet. Dies ist der Teil, in dem aktiv die Spannung möglichst hochgetrieben wird. Dann beginnt Teil zwei, der in jedem Fall selbstständig von den Betroffenen durchgeführt wird. Hier beobachten die Betroffenen über einen vorher definierten Mindestzeitraum von z. B. zwei Stunden den weiteren Verlauf ihrer Gedanken, Gefühle, Körperempfindungen. Das Protokoll zeigt dann, wie sich die Anspannung in dieser Zeit verändert. Parallel führen die Betroffenen die notwendigen alltagspraktischen Tätigkeiten aus, die in diesen Zeitraum fallen, und unterlassen ihre bisherigen Vermeidungsstrategien und Rituale. Benötigen sie beispielsweise in der Zeit nach der Exposition etwas von ihrem Schreibtisch und müssen wegen der entstandenen Unordnung danach suchen, dann müssen sie genau dies tun. Verursachen sie damit weitere Unordnung, führt das zu einer erneuten Anspannung, weil die übliche Zwangshandlung in diesem Zusammenhang (Schreibtisch aufräumen) ja dauerhaft aufgegeben werden soll.

Für den zweiten Teil der Exposition, die Zeit nach der direkten Konfrontation, werden in der Planungsphase klare Absprachen getroffen. Die Betroffenen brauchen Klarheit über den Zeitrahmen, ihre Tätigkeit in dieser Zeit und ihr mögliches Verhalten in Krisensituationen. So ist es für sie wichtig zu wissen, was sie tun können, falls sie z. B. fürchten, die Kontrolle zu verlieren, oder den Drang verspüren, Zwangsrituale auszuüben. Dass nicht jede Eventualität vorab besprochen werden kann, sollte aber auch kommuniziert werden, damit deutlich wird, dass Unklarheit zum Leben gehört und man sich eben nicht auf alles vorbereiten und schon gar nicht gegen alles im Vorfeld absichern kann.

Nach Ablauf der vereinbarten Zeit ist die Expositionsübung beendet, und die Betroffenen können sich aktiv belohnen (siehe S. 111).
Die Expositionsübungen sollten zeitnah und regelmäßig wiederholt und evaluiert werden, bis sich ein deutlicher Abfall der Spannung zeigt. Das bedeutet konkret, dass am besten täglich Expositionen durchgeführt werden, bis ein Spannungsabfall von mindestens 30–40 Punkten erreicht ist (Hillebrand 2009). Dies ist im Durchschnitt ungefähr nach vier, fünf Wiederholungen der Fall.
Anschließend wird diese Übung von den Betroffenen vollständig in Eigenregie weitergeführt, bis sie in möglichst zwangsfreies Verhalten übergegangen ist. Gleichzeitig wird von dem Betroffenen und der Fachperson gemeinsam eine neue Expositionsübung auf höherer Hierarchiestufe ausgewählt, geplant, durchgeführt und evaluiert.

Durchführung: Kompetent und konsequent vorgehen

Im fünften Schritt des Pflegeprozesses werden die geplanten Interventionen praktisch umgesetzt und ausgeführt. Da für die Behandlung von Menschen mit Zwangsstörungen das Expositionstraining ein Kernelement ist, soll die Durchführung des Expositionstrainings mit Reaktionsmanagement im Mittelpunkt dieses Kapitels stehen. Ein weiteres Argument für die ausführliche Darstellung ist, dass diese Intervention vielen Pflegefachpersonen nicht bekannt ist, aber, wie ausführlich dargelegt wurde (siehe S. 41), gut von ihnen durchgeführt werden kann.

Expositions-Drehbuch anhand eines Fallbeispiels

Herr M. ist 58 Jahre alt und leidet seit seiner Jugend unter Kontroll-, Zähl- und Wiederholungszwängen. Er befürchtet, dass ihm oder seinen Angehörigen etwas Schlimmes zustößt, wenn er sich nicht korrekt verhält. Er muss regelmäßig Handlungen wiederholen, bis sich das »richtige« Gefühl einstellt, und hat besondere Angst vor Strahlungen und Giften aller Art und zunehmend vor körperlicher Erkrankung durch eigenes Verschulden. Dies ist seine erste Exposition überhaupt.

Einführung

Pflegefachperson: »Hallo, Herr M., wir haben ja besprochen, dass wir heute mit dem Expositionstraining beginnen wollen, und wir haben gesagt, dass Sie heute Ihre Medikamentenbox für die nächste Woche vorbereiten und dabei auf alle Rituale in diesem Zusammenhang verzichten werden. Sie werden also nicht kontrollieren und nichts wiederholen, nichts Entlastendes denken und keine Verantwortung an mich abgeben. Sind Sie dazu immer noch entschlossen und wenn ja, haben Sie dazu jetzt, bevor wir beginnen, noch Fragen?«

Herr M.: »Ja, ich habe es mir überlegt, ich will es auf jeden Fall versuchen. Fragen habe ich jetzt nicht.«

Pflegefachperson: »Sehr gut. Dann fasse ich noch mal kurz zusammen, was wir machen werden. Sie werden Ihre Medikamente in die einzelnen Tagesboxen tun und dabei schneller sein als sonst. Sie werden die bisherige zwanghaft vorgegebene Reihenfolge verändern, Sie werden die Medikamente anders als üblich auf dem Tisch vorbereiten. Sie werden nicht nachkontrollieren, während Sie die Tabletten in die Box legen. Ich werde Ihnen Fragen stellen, wie es Ihnen geht, was Ihnen durch den Kopf geht, wie die Anspannung ist. Zusätzlich werde ich Sie ablenken durch alltägliche Fragen, damit Sie nicht so konzentriert sein können, weil ich weiß, dass Sie das verunsichert. Wenn mir etwas auffällt, das mit dem Zwang zu tun haben könnte, werde ich Sie darauf ansprechen. Wenn Sie mit dem Einsortieren fertig sind, werden Sie die Medikamentenbox in den Schrank stellen und sofort die Tür schließen, ohne nachzukontrollieren. Dann ist der begleitete Teil der Expo zu Ende und Sie werden sich noch eine Weile im Zimmer aufhalten und selbstständig beobachten, wie Sie sich fühlen, was Ihnen durch den Kopf geht, und Ihr Expo-Protokoll führen.

Ich bin noch bis 20.00 Uhr im Dienst, wenn Sie das Gefühl haben sollten, dass Sie es nicht alleine aushalten, dann melden Sie sich bitte im Büro. Ist das so weit o.k.?«

Herr M.: »Das ist alles o.k.«

Pflegefachperson: »Sehr gut. Denken Sie bitte daran, dass Sie jederzeit sagen können, wenn es Ihnen zu viel ist. Sie entscheiden, wie viel Sie machen möchten. Es ist besser, wenn Sie sagen, dass es zu schwierig wird, und wir gemeinsam beschließen, dass wir aufhören, als wenn Sie gedanklich oder auf der Handlungsebene versuchen, sich abzulenken oder zu vermeiden, damit Sie irgendwie die Expo durchstehen können.«

Herr M.: »Ja, auch das habe ich verstanden.«

Pflegefachperson: »Wunderbar. Dann habe ich nur noch drei Fragen, und dann können wir tatsächlich anfangen. Sie haben sich jetzt entschieden, Expositionen zu machen, um Ihren Zwang loszuwerden. Das ist eine anstrengende Therapie. Was versprechen Sie sich davon?«

Herr M.: »Ich möchte wieder mehr Zeit im Alltag gewinnen. Ich möchte mich wieder freier unter den Menschen bewegen können.«
Pflegefachperson: »Was würden Sie konkret mit der gewonnenen Zeit machen?«
Herr M.: »Ich würde mich mehr mit meinen Freunden treffen, in die Stadt gehen, ins Kino, ins Theater.«
Pflegefachperson: »Sehr schön. Es gibt also gute Gründe, diese Anstrengung auf sich zu nehmen. Frage zwei lautet: Wie werden Sie sich für die Expo möglichst heute noch belohnen?«
Herr M.: »Ich werde nachher zum See gehen und ein Eis essen, das habe ich seit zwei Jahren nicht mehr gemacht.«
Pflegefachperson: »Super, das ist eine sehr schöne Belohnung. Letzte Frage vor dem Start: Wie hoch ist die Anspannung, das Gefühl von Angst oder Bedrohung, jetzt auf der Skala von 0–100, und wo spüren Sie dieses Gefühl jetzt, bevor wir anfangen?«
Herr M.: »Ungefähr 50. Ich habe nasse Hände und Herzklopfen.«

Durchführung

Pflegefachperson: »Dann holen Sie bitte jetzt Ihre Medikamente und die Wochenbox aus dem Schrank und beginnen zügig mit dem Einsortieren.«
Herr M. beginnt, seine Medikamente in die Boxen zu sortieren.
Die Pflegefachperson fragt immer wieder konkret nach aufkommenden Gefühlen und Gedanken, klärt den Verlauf der Anspannung:
»Wie hoch ist die Anspannung jetzt?«
»Was geht Ihnen durch den Kopf, wie fühlt sich das an?«
»Gibt es vielleicht unerwartete Gedanken oder Gefühle?«
»Spüren Sie, wie Ihr Herz noch stärker klopft?«
Die Pflegefachperson triggert die Befürchtungen, macht auf offensichtliche Vermeidung oder Rituale aufmerksam, fragt nach verborgenen Vermeidungsstrategien.
»Was könnte jetzt schlimmstenfalls passieren?«
»Denken Sie, dass Sie etwas falsch gemacht haben?«
»Machen Sie etwas, um die Anspannung niedrig zu halten?«
»Denken Sie z. B., dass ich Ihnen sagen würde, wenn Sie einen Fehler machen würden?«
Die Pflegefachperson gibt immer wieder aktiv die Verantwortung an Herrn M. für seine Handlungen zurück. Je nach Verlauf der Anspan-

nung und der Motivation und Fähigkeit des Betroffenen, sich an die besprochenen neuen Verhaltensweisen zu halten, übernimmt die Pflegefachperson mehr oder weniger die Rolle des Zwangs im Kopf, fragt nach verbotenen Gedanken oder spricht mögliche Katastrophen an. »Sie wissen, dass ich nicht kontrolliere, ob Sie einen Fehler machen?« »Was für Befürchtungen oder Bilder kommen Ihnen in den Kopf?« »Sehen Sie sich vielleicht krank, allein und elend im Krankenhaus, weil Sie Ihre Medikamente falsch eingenommen haben?«

Abschluss des begleiteten Teils

Pflegefachperson: »Das haben Sie sehr gut gemacht! Es braucht viel Mut und Überwindung, sich diesen unangenehmen Gedanken und Gefühlen zu stellen. Versuchen Sie, wenn Sie gleich allein in Ihrem Zimmer sind, noch bei den Gefühlen und Gedanken zu bleiben. Versuchen Sie, sich nicht abzulenken oder zu vermeiden, sondern zu beobachten, ob und wie die Anspannung sinkt. Wenn Sie merken, dass die Anspannung deutlich gesunken ist bzw. wenn die vereinbarten zwei Stunden vorbei sind, dann können Sie sich belohnen gehen. Ich bin wie gesagt noch bis 20.00 Uhr bei Fragen für Sie erreichbar. Morgen um 14.00 Uhr treffen wir uns auf jeden Fall wieder, machen eine Nachbesprechung und wiederholen die Expo. Ist das gut so weit?«
Herr M.: »Ja, das ist o. k.«
Pflegefachperson: »Dann wünsche ich Ihnen so viel Freude wie möglich beim Eisessen. Bis morgen, Herr M.«

Herausforderungen der Begleitung

Eine Exposition als Fachperson zu begleiten, ist gerade zu Beginn eine ungewöhnliche Aufgabe. Speziell für Pflegefachpersonen besteht ein wesentlicher Bestandteil ihres beruflichen Selbstverständnisses in der Unterstützung und Fürsorge für die Patientinnen und Patienten. Wir versuchen üblicherweise, auf verständnis- und rücksichtsvolle Art unangenehme oder bedrohliche Situationen durch empathische Interventionen zu mildern. Die Verantwortung für den Behandlungsverlauf gemeinsam mit den Betroffenen zu tragen, fällt uns oft nicht leicht. Jemanden bewusst in einen Zustand zu bringen, in dem es ihm (vermeintlich) immer schlechter geht, wirkt zunächst fast unmenschlich und nicht unterstützend oder therapeutisch sinnvoll. Und so reagieren nicht wenige Pflegefachpersonen mit Unverständnis, wenn sie hören, wie Expositionen bei Zwangsstörungen ablaufen, wie »streng«, »hart«, »kompromisslos« und »übertrieben« mit den Betroffenen dabei umgegangen wird. Und das ist auch nachvollziehbar, wenn man tatsächlich mit den Betroffenen persönlich in dieser Art umgehen würde. In Wirklichkeit ist es jedoch der Zwang, mit dem »streng«, »hart«, »übertrieben« und »kompromisslos« umgegangen wird.

Die Unterscheidung zwischen den Betroffenen und ihren Zwängen ist wichtig für die Exposition. Wir als begleitende Pflegefachpersonen brauchen jedoch auch etwas Mut und Risikobereitschaft, um uns auf diese eher pflegeuntypische Art zu verhalten. Unterstützung und Sicherheit finden wir vor allem in der Einschätzung eines aushaltbaren Spannungszustands und in der Einhaltung der verabredeten Vorgehensweise.

Vielleicht fand der eine oder andere Leser z. B. das Vorgehen in dem Expositionsbeispiel unverantwortlich oder sogar gefährlich. »Wenn da etwas passiert …« Hier ist daran zu erinnern, dass die Betroffenen die Entscheidung für die Expositionen eigenverantwortlich treffen. Jede einzelne Handlung wurde vorher besprochen, die Betroffenen haben dem Vorgehen zugestimmt und werden auch bei Beginn der Exposition noch mal gefragt, ob sie noch an ihrem Entschluss festhalten. Weiterhin ist davon auszugehen, dass Herr M. durchaus in der Lage ist, das richtige Medikament an die richtige Position zu legen. Und schließlich gibt es im Moment der Medikamenteneinnahme noch einmal eine natürliche Kontrollgelegenheit. Warum sollte Herr M. nicht erkennen, wenn er tatsächlich etwas falsch gemacht haben sollte?
Man sieht, dass es auch für uns nicht ohne Herausforderung ist. Wenn wir uns dieser Herausforderung offen und gut vorbereitet stellen, können wir auch hier als gutes Modell für neues Verhalten agieren. Klare und konkrete Absprachen, die von allen Beteiligten akzeptiert werden können, schaffen diesbezüglich Sicherheit. Es ist allerdings nicht empfehlenswert, Handlungen zu planen, die man selbst für zu riskant hält. Man darf nicht vergessen, dass es sich um einen kontrollierten Spannungsanstieg handeln soll. Um Panik bei den Betroffenen zu vermeiden,

müssen wir selbst ein Gefühl der Kontrolle über die Situation verspüren und dieses bei Bedarf auch an die Betroffenen vermitteln können.
Um das Ziel eines möglichst hohen Spannungsanstiegs zu erreichen, haben sich Fragen bewährt, wie sie in der Beispielexposition nachzulesen sind. Dabei geht es nicht darum, den Betroffenen mit falschen Aussagen oder Behauptungen Angst zu machen: »Sie haben einen Fehler gemacht beim Vorbereiten der Medikamente, Sie werden sicherlich krank werden.« So ist es ausdrücklich nicht gemeint. Es geht vielmehr darum, Unsicherheiten zu triggern und die Befürchtungen anzusprechen, die die Betroffenen ohnehin im Kopf haben: »Ich habe nicht gesehen, welche Medikamente Sie vorbereitet haben«, »Ja, wir alle machen mal einen Fehler«, »Natürlich kann es sein, dass man durch falsch eingenommene Medikamente krank wird«, usw.
Dabei darf man nie den Betroffenen als Menschen mit unterschiedlichen Bedürfnissen aus den Augen verlieren. Spannungsanstieg ist zwar ein therapeutisch wertvolles Ziel, aber kein Selbstzweck. Abzuschätzen, wie belastbar jemand ist und wie weit man gerade in diesem konkreten Moment gehen kann, bleibt bei aller Eigenverantwortung der Betroffenen eine fürsorgliche Pflichtaufgabe für die durchführenden Fachpersonen. Eine Überforderung oder gar eine traumatische Erfahrung muss durch korrektes und sorgfältiges Vorgehen unsererseits unbedingt verhindert werden.

Das Setting

Abhängig vom Ausprägungsgrad der Zwangsstörung sind unterschiedliche Behandlungsformen möglich und sinnvoll. Ob ambulant, teilstationär oder stationär behandelt werden muss oder kann, ist wie bei anderen psychiatrischen Störungsbildern im Einzelfall von der Ärztin oder dem Psychotherapeuten zu klären. In jedem Fall aber ist es wünschenswert, wie bei anderen Störungsbildern auch, wenn sich eine Behandlung an bestimmten Leitlinien oder Therapiemanualen orientiert.
Für die Behandlung einer Zwangsstörung liegen die S3-Leitlinien der DGPPN (2013) vor, und es existieren verschiedene Behandlungsmanuale, z. B. Lakatos, Reinecker (2007) und Förstner u. a. (2011).
Eine Kombination aus Einzeltherapie und einer möglichst störungsspezifischen Gruppentherapie wird empfohlen. So gehören beispielsweise im Sanatorium Kilchberg bei Zürich zum Behandlungsangebot bei

Zwangsstörungen fünf störungsspezifische Gruppentherapien, die die psychologische Psychotherapie, die pflegerische Bezugspersonenarbeit und die medizinische Pharmakotherapie ergänzen. In einer psychoedukativen Gruppe wird wöchentlich in 90 Minuten Wissen über Entstehung, Behandlung, Selbsthilfestrategien u. a. vermittelt. In einer von Pflegefachpersonen geleiteten Expo-Gruppe können Betroffene die Protokolle ihrer wöchentlichen Expositionen unter Anleitung einer Pflegefachperson vorstellen und besprechen und sich gegenseitig coachen. An dieser Gruppe nimmt regelmäßig eine Peermitarbeiterin teil, das heißt eine Betroffene, die vor einiger Zeit selbst wegen einer Zwangsstörung behandelt wurde und mittlerweile genesen ist (vgl. S. 74). Weiterhin gibt es eine kunsttherapeutische und eine bewegungstherapeutische Gruppe speziell für Menschen mit einer Zwangsstörung. Dort werden störungsspezifische Schwierigkeiten wie mangelnde Flexibilität oder Perfektionismus aus der jeweiligen Fachperspektive aufgegriffen und bearbeitet. Schließlich gibt es eine speziell auf Zwangsstörungen ausgerichtete Achtsamkeitsgruppe, die ebenfalls einmal wöchentlich angeboten wird.

Dieses Angebot wird ergänzt durch allgemeine Kunst- und Bewegungstherapie, Entspannungsverfahren wie Progressive Muskelrelaxation, Aromatherapie, Akupunktur und psychotherapeutische Gruppen wie z. B. den Depressionskurs oder das Soziale-Kompetenz-Training.

Diese Angebote sind alle auch im Rahmen einer teilstationären Behandlung in einer Tagesklinik denkbar. Abhängig vom Ausprägungsgrad ist die Behandlung von Zwangsstörungen natürlich auch im ambulanten Bereich möglich und wünschenswert. Ambulante Expositionstherapie ist gerade durch psychiatrische Pflegefachpersonen gut durchzuführen. Patienten, die noch nicht zu einer störungsspezifischen Therapie bereit sind, können durch Psychoedukation unterstützt werden und im Alltag zu kleinen Verhaltensexperimenten motiviert werden, um eine Vorstellung von zwangsfreien Handlungen zu bekommen.

Stolpersteine

Bei der Durchführung des Expositionstrainings treten immer wieder Situationen auf, in denen die Betroffenen Unterstützung brauchen. Kein Wunder, ihr vegetatives Nervensystem produziert die typischen körperlichen Angstsymptome, ihr Gehirn signalisiert »Achtung, Gefahr!« und sie verspüren den deutlichen Drang, der Übung aus dem Weg zu gehen. Hier heißt es, einen Gang runterschalten, langsamer vorgehen, dabei aber konsequent bleiben und Vermeidungsverhalten nicht zulassen. Gegebenenfalls sind auch ungewöhnliche Wege zu gehen, die wir bei anderen Patientinnen und Patienten nicht in Betracht ziehen würden, die aber beim Widerstand gegen die Einflüsterungen des Zwangs, dass z.B. die erfolgreich absolvierte Expositionsübung nur eine harmlose war, man gerade Glück gehabt habe und so weiter, wirkungsvoll sind. Für uns als Bezugspersonen und behandelnde Pflegefachpersonen heißt das, beim Expositionstraining kreativ und mutig mit den Betroffenen nach Objekten zu suchen, die echte Herausforderungen sind, damit die Betroffenen mehr Handlungsspielraum gewinnen, flexibler und freier werden. Voraussetzung für alle Interventionen ist die gemeinsame Absprache und Planung, die von den Betroffenen akzeptiert und aktiv mitgetragen wird.

Die Salami-Taktik – Raum und Zeit zurückerobern

Wenn die Betroffenen unter verschiedenen Zwangsgedanken und -handlungen leiden, und das ist häufig der Fall, stehen wir vor dem Dilemma, dass wir nicht alle Zwangshandlungen gleichzeitig exponieren können. Wir müssen schrittweise vorgehen. Das bedeutet, dass die Betroffenen in bestimmten Situationen auf ihre Zwangshandlungen verzichten müssen, sie in anderen Situationen aber noch ausüben dürfen, weil ein Verzicht in diesen Situationen noch zu belastend wäre.
Nehmen wir noch einmal das Beispiel mit der Türklinke: Wenn jemand Angst vor dem Berühren von Türklinken hat, wählen wir als Erstes eine Türklinke, die ein mittleres Anspannungsniveau auslöst. Das kann z.B. die Klinke der Stationszimmertür sein. Dann darf der Betroffene mit Beginn des Expositionstrainings nach dem Berühren dieser Türklinke keine Zwangshandlung mehr ausführen, also beispielsweise nicht mehr die Hände waschen. Diese Abmachung gilt für diese Tür jedes Mal, wenn sie benutzt wird. Berührt der Betroffene dagegen andere Türklinken, die in seiner persönlichen Hierarchie mit einem höherem Spannungsniveau bewertet werden, z.B. die Tür des öffentlichen WC im Eingangsbereich der Klinik, dann darf er sich danach weiterhin die Hände waschen, und zwar so lange, bis diese Tür in die Expositionsübungen mit einbezogen wird.

Dieses schrittweise Vorgehen erscheint auf den ersten Blick vielleicht sehr kleinteilig, ist in der Praxis aber für die meisten Betroffenen notwendig und führt vor allem zu erreichbaren Zielen und damit zu Erfolgserlebnissen für die Betroffenen. Sie merken, dass sie dem Zwang entgegentreten können, ohne dass eine der befürchteten Katastrophen eintritt.
Bildhafte Erklärungen erleichtern das Verständnis dieses zu Beginn etwas künstlich anmutenden Vorgangs meistens sehr: Schritt für Schritt erobere ich den Berg der Zwänge, Raum für Raum vertreibe ich den Zwang aus meinem Haus und gewinne zwangsfreie Zonen, auf die er keinen Zugriff mehr hat. Das jeweilige Objekt und Vorgehen der nächsten Expositionsstufe werden genau definiert und geplant und gelten ab dem Moment der ersten Durchführung ohne Ausnahme.
Im Beispiel mit den Türklinken gewinnt der Betroffene Tür um Tür und somit auch die dahinterliegenden Räume zurück. Auf diese Weise werden auch wieder Begegnungen möglich, die vielleicht lange nicht stattfinden konnten. Ein Mangel an sozialen Kontakten ist eine Folge der Zwangsstörung, unter der viele Erkrankte leiden. Eine Betroffene, die vor allem fürchtete, durch direkten Kontakt mit anderen Menschen mit gefährlichen Krankheitserregern infiziert zu werden, und stark unter der daraus resultierenden sozialen Isolation litt, machte stufenweise »Händeschütteln-Expositionen«. Mensch für Mensch eroberte sie sich auf ihrer persönlichen »schmutzige/gefährliche-Leute-Hierarchie« ihre sozialen Kontakte zurück. Als sie am Ende der Therapie der für sie besonders »schmutzigen« Reinigungskraft die Hand schütteln konnte, war dies für alle ein wirklich bewegender Moment.

Übertreiben – die letzten Zweifel ausräumen

Weil die auslösenden Zwangsgedanken häufig ungewöhnlich und in ihrer Ausprägung und Bewertung praktisch immer übertrieben sind, kann ein ungewöhnliches oder sogar übertriebenes Verhalten in der Exposition notwendig sein. Mit dem normalen Menschenverstand und gängigem Verhalten ist der Zwang leider in vielen Fällen nicht zu überwinden.

Beispiel Frau H. leidet seit ca. zwanzig Jahren unter Putz- und Ordnungszwängen. Wenn wir die Wohnung von Frau H. betreten, fällt uns das auf den ersten Blick vielleicht gar nicht auf. Es ist sauber, ordentlich, nichts Überflüssiges liegt herum, es ist zunächst nur eine sehr ordentliche Wohnung. Auf den zweiten Blick und mit ein wenig Erfahrung erkennen wir, dass alle Gegenstände – wirklich alle – ordentlich ausgerichtet und nach Farben, Größe, Material usw. sortiert sind. Jedes Ding scheint seinen festen Platz zu haben, z. B. stehen alle Schuhe fein säuberlich aufgereiht und blank geputzt im Flur. Auch sonst ist alles makellos sauber, keine Flecken, kein Staub, nirgends. Das Ganze macht einen unbewohnten, fast sterilen Eindruck, wirkt eher wie eine Kulisse als ein Platz, an dem jemand lebt. Dieser Zustand herrscht in allen Räumen, die Frau H. bewohnt.

Aus dem Assessment wissen wir: Frau H. fürchtet, dass sich Staub, Dreck und Unordnung in ihrer Wohnung so ausbreiten, dass sie darüber die Kontrolle verlieren könnte. Staub, Dreck und Unordnung stehen symbolisch für Versagen, für Unfähigkeit, für Bosheit und Schlechtigkeit. Frau H. vermeidet peinlich genau, Schmutz hereinzutragen, und putzt täglich mehrere Stunden die ganze Wohnung. Sie verhindert aktiv, dass andere Menschen als ihr Partner und ihr Sohn die Wohnung betreten. Aus der Hierarchie wissen wir, dass ihr Sauberkeit und Ordnung in Schlafzimmer und Bad am wichtigsten sind. Besonders dunkle Gegenstände wie der Fernseher, der PC und ein Ventilator müssen ausgesprochen sauber sein. Wenn sie Staub, Schmutz oder Unordnung entdeckt oder selbst produziert, kommen ihr Gedanken in den Sinn wie »Das muss doch nicht sein«, »Da hättest du besser aufpassen müssen«, »Das ist unnötig«. Darauf folgen körperliche Symptome wie Enge in der Brust und ein Gefühl der Starre und Lähmung, sodass sie bewegungsunfähig dasteht und alles nur noch über sich ergehen lassen kann. Zusätzlich tritt ein starkes Gefühl des Verlassenseins auf.

Überraschenderweise hat Frau H. einen Hund, der sich relativ frei in der Wohnung bewegen darf. Der Hund bringt natürlich Schmutz von draußen herein, verliert Haare, macht irgendwie Unordnung, wird aber von Frau H. nicht vollständig in ihr Zwangssystem integriert und stellt insofern eine zwangsfreie Insel dar, die sie und uns daran erinnert, dass ein Leben ohne Zwang möglich ist.

In der Folge werden einige erfolgreiche Expositionen durchgeführt, indem zunächst die Schuhe im Flur, dann ihre Kosmetikartikel im Bad und schließlich die Gegenstände, die sie an ihrem Bett und auf dem Schreibtisch aufgestellt hat, durcheinandergebracht werden. Nachdem bereits ein beträchtliches Maß an Unordnung herrscht, stellt die Bezugsfachpflegerin die Frage, was in Bezug auf die Schuhe noch schlimmer wäre. Frau H. überlegt und meint, dass es noch eine Steigerung wäre,

wenn sie einen Schuh in den Papierkorb tun und einen auf das Bett werfen würde. Gerade die Sinnlosigkeit dieses Tuns würde sie extrem stark mit ihrer Befürchtung konfrontieren, dass sie nichts Sinnloses oder Unnötiges tun darf.
Jeweils ein Schuh liegt nun für mehrere Wochen auf dem Bett und im Papierkorb. Frau H. kann sich zunehmend auf die aufkommenden Gefühle während der Expositionen einlassen und ihre Befürchtungen äußern. Die angerichtete Unordnung nimmt stetig zu und Frau H. stellt fest, dass es in der Wohnung irgendwie lebendiger aussieht, sie sich freier bewegen kann und wieder mehr Zeit für familiäre Aktivitäten hat.
Schließlich sind die höchsten Stufen der Zwangshierarchie erreicht, bei denen es um ihre Angst geht, dass sich der Staub überall in ihrer Wohnung so ausbreitet, dass sie darüber die Kontrolle verliert. Es werden einige Expositionen mit Gegenständen gemacht, bei denen Frau H. nur kurz oder gar nicht Staub wischen darf. Jedes neue Objekt ist mit einem stärkeren Gefühl von »Verschmutzung« und »Verstaubung« verbunden als das vorige, das Anspannungsniveau nimmt stetig zu. Auf der Suche nach dem größtmöglichen Anspannungsniveau finden Frau H. und die Bezugspflegerin gemeinsam heraus, dass absichtliches Staub-Verteilen mit dem Tischventilator noch eine Steigerung der Anspannung hervorrufen würde. Frau H. schüttelt daraufhin einige Kleidungsstücke über dem laufenden Ventilator aus und fegt den Staub von einigen Büchern in den Ventilator. Dass dabei nur sehr wenig realer, sichtbarer Staub durch den Ventilator verteilt wird, mindert den starken Spannungsanstieg nicht. Allein die Umsetzung einer stark übertriebenen Vorstellung löst diese Anspannung aus. Auch diese Übung wird mehrere Male bis zum Ende der Therapie mit Erfolg wiederholt, sodass Frau H. zuletzt ihre ganze Zwangshierarchie bearbeitet hat.

Übertreibungen haben den Effekt, dass das Gefühl der Sicherheit im Umgang mit dem Zwang wächst. Es ist im Alltag nicht notwendig, den Schuh auf dem Bett liegen zu lassen oder Staub mit dem Ventilator zu verteilen, aber bei einem solchen extremen Vorgehen in den Expositionen kann der oft auftretende Zweifel »Das war ja nur eine harmlose Übung« nicht mehr greifen. Die Betroffenen erleben, dass auch bei »schweren Verstößen« gegen die Zwangsregeln die befürchteten Katastrophen ausbleiben und sie stärker sind als der Zwang.

Bei Expositionen zu Unordnung und Schmutz ist zu beachten, dass man nicht zu detailliert jede einzelne Handlung planen und ankündigen sollte, um ein gedankliches Durchspielen im Vorfeld zu vermeiden, das den Spannungsanstieg reduzieren könnte (vgl. S. 92). Man sollte also nicht in der Planung sagen: »Ich werde dann den linken Turnschuh da neben den Mülleimer stellen« oder »Ich werde das kleine blaue Buch umdrehen«, sondern eher allgemeiner formulieren: »Wir machen Unordnung mit den Schuhen hier in Ihrem Zimmer« und dann lieber konkret in der Exposition fragen: »Was wäre, wenn Sie jetzt den Schuh da neben den Mülleimer legen?«. Dann haben die Betroffenen die Gelegenheit, einzuschätzen, wie schwierig das für sie wäre, und treffen die Entscheidung, ob sie es tun wollen. Wir als Pflegefachpersonen haben die Aufgabe, Vorschläge für weitere Steigerungsstufen zu machen und die Übung zu begleiten. Hier ist Kreativität gefragt.
In der Praxis hat sich zur Illustration des Vorgehens wieder die Arbeit mit Bildern bewährt. Ich arbeite gerne mit dem Bild der Suche nach dem persönlichen Tigerkäfig:
Stellen Sie sich vor, Sie hätten Angst vor Katzen aller Art. Schon der Gedanke an eine kleine Hauskatze lässt Sie unruhig werden. Katzen sind für Sie ein Symbol des Bösen und jeder Gedanke an sie und erst recht der direkte Kontakt mit ihnen »vergiftet« sie persönlich und die Handlungen, die Sie gerade durchführen. Gedanken an Katzen versuchen Sie zu unterdrücken oder durch Beten zu neutralisieren. Ein stufenweises Vorgehen wie bei einer Katzenphobie mit Annäherung an dieses Thema – Reden über Katzen, Bilder ansehen von Katzen, Katzen erst von fern und dann von nah betrachten und schließlich eine auf den Schoß nehmen und streicheln – befreit Sie nicht von Ihren Befürchtungen. Der Zwang versucht immer wieder, die gemachten Fortschritte anzuzweifeln und kleinzureden: »Das ist ja nur eine kleine Katze gewesen, die war harmlos«; »Diese Katze ist vielleicht harmlos, aber alle anderen sind gefährlich«; »Du hast einfach einmal Glück gehabt, das geht nicht noch mal gut« und so weiter und so weiter. Wenn Sie den Zwang weiter bearbeiten wollen, hilft nur ein weiterführendes Vorgehen: Sie gehen in einen zufällig in Ihrem Wohnort gastierenden Zirkus, wo in der Mitte von einem größeren Platz ein Tigerkäfig mit einem außergewöhnlich großen Tiger steht. Dieser Tiger ist seit mehreren Tagen auf Anweisung Ihres freundlichen Behandlungsteams nicht gefüttert worden und läuft unruhig fauchend im Käfig hin und her. Schon von Weitem spüren Sie

den überwältigenden Drang, einfach davonzurennen und nie wiederzukommen. Stattdessen gehen Sie nun Schritt für Schritt näher und merken mit jedem Schritt, wie Ihre innere Anspannung steigt. Dann berühren Sie die Gitterstäbe, öffnen die Tür des Käfigs, steigen hinein, gehen auf den Tiger zu, geben ihm zwei kräftige Ohrfeigen, reißen ihm das Maul auf, legen Ihren Kopf in das Tigermaul und warten in dieser Position, bis die Anspannung von ganz allein wieder nachlässt. Bei diesem Vorgehen dürfte es dem Zwang schon recht schwerfallen, Zweifel zu streuen oder verharmlosende Gedanken einzubringen.
Für uns als Bezugspersonen und behandelnde Pflegefachpersonen heißt es also, beim Expositionstraining kreativ und mutig mit den Betroffenen nach ihrem persönlichen Tigerkäfig zu suchen. Expositionsübungen können durchaus den alltäglichen Rahmen von Handlungen und Verhalten überschreiten. Wichtig ist die gemeinsame Absprache, die von den Betroffenen akzeptiert und aktiv mitgetragen wird.
Eine allgemeingültige Regel, wie weit in einer Exposition »übertrieben« werden darf, ist dabei schwer aufzustellen. Die Fachperson kann sich beispielsweise selbst als Maßstab nehmen und dem Betroffenen nichts vorschlagen, was sie nicht auch selbst bereit wäre zu tun. Außerdem sollte die Übung in Bezug zu den vorhandenen Zwängen und Befürchtungen stehen. Wenn jemand wie Frau H. vor allem Angst vor Verschmutzung durch Staub hat, macht es keinen Sinn, ihre Wohnung mit extra schmutzigen Straßenschuhen zu betreten. Natürlich sollte bei allem therapeutischen Ehrgeiz niemals eine Gefährdung oder Schädigung des Betroffenen oder Dritter in Kauf genommen werden. Eine direkte Beteiligung von Kindern der Betroffenen sollte z. B. zu deren Schutz vermieden werden. Der wichtigste Maßstab bleibt die gemeinsame und einvernehmliche Abmachung mit den Betroffenen.
Einige Beispiele für übertriebenes Verhalten in einer Exposition, das nicht als regelhaftes neues Verhalten erlernt werden soll:

- etwas essen, das man auf den Boden geworfen hat;
- mit Absicht in Hundekot treten;
- mehrere Tage nicht die Haare waschen und nur mit den Fingern »kämmen«;
- mit Absicht eine Lüge erzählen, einen Fehler machen, jemanden beleidigen etc.;
- eine Rechnung wegwerfen, bevor man sie bezahlt hat;
- die Wohnung, das Auto nicht abschließen.

Sehr interessant finde ich immer wieder, dass die Vorbehalte gegen übertriebenes Verhalten in Expositionen eher bei den Teammitgliedern zu finden sind als bei den Betroffenen selbst. Vorschläge für Möglichkeiten einer Steigerung der Anspannung, die sich Betroffene gegenseitig in den Gruppentherapien machen, können recht drastisch ausfallen. Sie zeugen von einem fortgeschrittenen Verständnis für den speziellen Charakter der Störung. Man darf die Zwangsgedanken nicht zu ernst nehmen und daher auch nicht die besonderen Verhaltensweisen, um diese Zwangsgedanken zu vertreiben. Gerade Betroffene, die übertriebenes Verhalten in Expositionen schon geübt haben, machen dann ausgefallene Vorschläge.
Eine Betroffene, die unter starken Zwangsgedanken litt, sich selbst gegen ihren Willen etwas anzutun – so fürchtete sie z. B., sich vor einen Zug zu werfen –, hatte schon mehrere Expositionen in Begleitung ihrer Psychotherapeutin und ihrer Bezugspflegefachperson durchgeführt (nahe am Bahngleis stehen, auf einer Zugbrücke stehen, sogar über Gleise laufen). Diese hatten durchaus zu Spannungszuständen geführt, aber trotzdem trat keine befriedigende Habituation ein. Als die Betroffene in einer Gruppentherapie wieder von diesen Expositionen berichtete und auch über deren nicht ausreichenden Effekt klagte, bekam sie von anderen Gruppenmitgliedern einige Vorschläge, um dies zu ändern. Die Gruppe ging davon aus, dass es sich letztlich um eine Form von gedanklicher Vermeidung handelte. Gedanken wie »Ich werde mich ja nicht während der Expo vor den Zug werfen« oder »Eigentlich lebe ich ja gern« könnten einen vollständigen Spannungsanstieg verhindern. Zur Steigerung der Spannung wurde ihr vorgeschlagen, sich vor den Expositionen mit Absicht in eine düstere Stimmung zu bringen. Sie solle sich möglichst stark von dem Gedanken »Das ist nur eine Expo« distanzieren, sondern versuchen, eine »reale« verzweifelte Stimmung zu empfinden. Schließlich schlug jemand vor, sie könne ja einen Abschiedsbrief schreiben, bevor sie die nächste Exposition beginne. Alle Vorschläge, auch der letzte scheinbar makabre, wurden von der Betroffenen ernsthaft durchdacht, als sinnvoll angenommen und tatsächlich später mit Erfolg praktiziert.
Man muss hier betonen, dass es sich in diesem Fall um eine gesicherte Diagnose einer Zwangsstörung handelte, die vor allem in Zwangsgedanken bestand. In keiner Weise lag eine reale Gefährdung durch konkrete Suizidalität vor.

Auf die wichtigen Unterscheidungskriterien zwischen Suizidgedanken und Zwangsgedanken, sich etwas anzutun, wird im Exkurs zu den Zwangsgedanken (S. 115) genauer eingegangen.

Keine Kompromisse – Vermeidungsverhalten ist nicht erlaubt

Ein Expositionstraining ist eine recht kompromisslose Angelegenheit. Deshalb sind Expositionsübungen sowohl für die Betroffenen anstrengend wie auch für die beteiligten psychiatrischen Fachpersonen anspruchsvoll. Die Rückeroberung von Zeit und Raum erfordert konsequentes Verhalten von allen Beteiligten. Es liegt in der Natur der Zwangsstörung, dass sich Vermeidungsverhalten auf verschiedenen Ebenen etabliert.

Vermeidungsverhalten kann, wie schon beschrieben, verschiedene Formen annehmen. Eine Variante ist z. B. die zeitliche Verschleppung. Scheinbar motivierte Betroffene finden immer wieder Gründe, warum es jetzt und so nicht geht, obwohl die Übung genau für diesen Moment und genau in dieser Art vorbesprochen und geplant worden ist. So wird eventuell die Durchführung der ganzen Expositionsübung infrage gestellt oder es werden wesentliche Teile ausgespart. Immer wieder kommt es vor, dass jemand bei der Wiederholung einer Expositionsübung, die er bereits mehrfach durchgeführt hat, darauf besteht, dass wir bestimmte Elemente heute anders, also nicht so konsequent, angehen, etwa auf ein schwieriges Element der Übung verzichten oder »ausnahmsweise« und »nur heute« ein Ritual wieder zulassen. Natürlich können wir niemanden zu seinen Expositionen zwingen, aber wir müssen konsequent ansprechen, was uns gerade auffällt, und die Möglichkeit des Vermeidungsverhaltens offen thematisieren.

Es gilt die Regel, dass die Betroffenen nicht hinter ein einmal erreichtes neues Verhalten in den Expositionen zurückgehen sollten. Das Erreichte gilt sozusagen als Mindestmaßstab, der nicht unterschritten werden »darf«.

Vor allem zu Beginn der Therapie kann es zu Klagen kommen, wir seien zu streng und würden nicht verstehen, wer schwer die Übungen sind. Das ist der schmale Grat, auf dem wir vor allem am Anfang balancieren müssen. Ich habe es immer wieder erlebt, dass konsequentes Verhalten von den Betroffenen früher oder später sehr geschätzt wurde: »Es war gut, dass Sie so konsequent waren!« Im Gegenzug wird zu nachgiebiges Verhalten als nicht hilfreich erlebt, obwohl den Betroffenen vollkommen bewusst ist, dass diese »zu freundlichen« Kollegen es gut mit ihnen meinen. Aber es ist einfach nicht die fachlich passende Grundhaltung für den spezifischen Umgang mit Zwangsstörungen.

Natürlich gibt es auch für konsequentes Verhalten Grenzen, möglicherweise treten unerwartete zusätzliche Belastungen auf. Falls jemand aus nachvollziehbaren Gründen aktuell nicht in der Lage ist, sich den Herausforderungen der Exposition wie bisher zu stellen, sollte man allerdings nicht Vermeidungsverhalten zulassen. Dann ist es besser, die ganze Übung zu verschieben. So bleibt die erreichte Grenze für die Zwangsrituale bestehen und man kann die Verschiebung der Exposition als natürliche und selbstfürsorgliche Reaktion auf eine zeitlich begrenzte geringere Belastbarkeit definieren.

Es ist eine gute Lernerfahrung gegen den Perfektionismus, wenn die Betroffenen sich zugestehen, dass sie nicht immer gleich leistungsfähig und belastbar sind, dass sie an manchen Tagen weniger schaffen als üblicherweise. Konsequent gegen die Zwänge anzugehen und ebenso konsequent die eigenen Leistungsgrenzen zu beachten, ist insofern kein Widerspruch. Das Ausüben der Zwangshandlungen hinderte die Betroffenen ja im Laufe der Störungsgeschichte immer öfter daran, sich selbstfürsorglich, entspannt, spontan und ohne Druck zu verhalten. Zur Selbstfürsorge gehört auch das konsequente Würdigen erfolgreicher Expositionsübungen durch das Einhalten der Belohnung. Unsere Aufgabe als Fachpersonen ist es, daran zu erinnern (siehe folgendes Kapitel), in diesem Fall eine durchaus erfreuliche Aufgabe in Sachen Konsequenz.

Dagegen kann es im Einzelfall recht anstrengend sein, kontinuierlich konsequent gegenüber den möglichen unterschiedlichen Vermeidungsstrategien und Neutralisierungsversuchen der Zwangsstörung zu sein. Zumindest bei stationären Behandlungen ist die Pflege immer der greifbarste Ansprechpartner bei Fragen, Unsicherheiten, Krisen etc. Es erfordert persönliche und fachliche Konsequenz und Kompetenz, um in

solchen Situationen standhalten zu können. Ein spezifisches Behandlungskonzept, auf das man in diesen Situationen verweisen kann, ist dann sehr hilfreich und entlastend.
Trotz aller wünschenswerten Konsequenz von unserer und der Betroffenenseite sollten wir uns und die Betroffenen auf Momente der Inkonsequenz, der Schwäche, des Vergessens, der Unlust und so weiter vorbereiten. Menschliche Fehler und Unzulänglichkeiten sind normal und eben keine unumkehrbaren Katastrophen. In solchen Momenten steht es 1:0 für den Zwang und wir machen uns gemeinsam auf den Weg, um wieder auszugleichen und schließlich doch noch den Sieg über den Zwang zu erringen (siehe das Kapitel »1:0 für den Zwang«).

Schoki, Schmuck und schöne Schuhe – die Belohnung

Wie schon erwähnt, sind Menschen mit einer Zwangsstörung häufig stark leistungsorientiert, pflicht- und verantwortungsbewusst und gönnen sich kaum Annehmlichkeiten oder gar Genusserlebnisse. Je nach ihrer persönlichen Lebensgeschichte haben sie diese Fähigkeiten im Laufe der Zeit mehr oder weniger verloren oder konnten sie überhaupt nicht entwickeln. Hobbys mussten aufgegeben werden und Ideen und Wünsche wurden nicht in Angriff genommen, weil der Zwang es verhindert hat. In der Folge haben die Betroffenen mehr und mehr das Gefühl entwickelt, ihr Leben nicht im Griff zu haben, nichts Positives schaffen zu können und keine Freude verdient zu haben. Die selbst bestimmte und gewährte Belohnung nach einer erfolgreich durchgeführten Exposition hat deshalb im Idealfall gleich mehrere positive Effekte. So kann sie der Entwicklung der Genussfähigkeit dienen, sie kann neues Verhalten fordern und fördern und den Selbstwert der Betroffenen steigern. Sie signalisiert, dass der Zwang besiegbar ist und dass die Therapie wirkt und sinnvoll ist.
Ganz unmittelbar wirkt die Belohnung wie eine direkte positive Verstärkung für den Mut, sich auf die Belastungen der Expositionsübung einzulassen. Wir erinnern uns an die drei Fragen vor Beginn der eigentlichen Expositionsübung: »Warum lassen Sie sich auf dieses anstrengende und belastende Verfahren überhaupt ein?«, »Wie werden Sie sich möglichst zeitnah belohnen?«, »Wie hoch ist die Anspannung, bevor

wir anfangen?«. Viele Betroffene antworten auf die erste Frage nur sehr allgemein, sie sagen z. B., dass sie hoffen, mehr Zeit und Lebensqualität zu gewinnen. Die Aufforderung, sich eine Belohnung zu überlegen, verlangt von den Betroffenen, sich für irgendetwas Konkretes zu entscheiden und es in die Tat umzusetzen. Die Belohnung wirkt damit wie eine positive Rückkopplung, sie schafft einen Brückenschlag von Frage zwei zu Frage eins.

Am stärksten wirkt diese positive Rückkopplung, wenn die Belohnung aus etwas besteht, das bisher durch den Zwang verhindert wurde. Die Belohnung spricht also das Appetenz-Motivsystem an, indem sie Neugier, Lust und Genuss fördert. Hier wird auch von Expansionsmotivation im Gegensatz zur Defizitmotivation gesprochen. Ich komme darauf später noch zurück.

Da es den Betroffenen in der Regel sehr schwerfällt, eine Belohnung zu finden, sollten wir als Bezugspersonen dieses Thema möglichst frühzeitig ansprechen und nicht erst direkt vor der ersten Expositionsübung danach fragen. Dies sind die Momente, in denen Schokolade essen und Kaffee trinken als Belohnung hoch im Kurs stehen, weil den Betroffenen spontan nichts anderes einfällt. Ein typisches Beispiel könnte ungefähr so aussehen:

Beispiel »Herr F., wie werden Sie sich nach der Expositionsübung heute noch belohnen?«

»Ich weiß nicht so recht. Darüber habe ich noch gar nicht nachgedacht. Muss ich mich denn belohnen?«

»Ja, das ist wichtig. Sie leisten ja jetzt gleich anstrengende Arbeit. Das ist eine Belohnung wert.«

»Na gut. Dann esse ich vielleicht beim Bäcker nebenan ein Stück Kuchen und trinke einen Kaffee.«

»Das ist für den Anfang eine gute Idee. Ich möchte Sie aber bitten, sich in den nächsten Tagen weitere Gedanken über mögliche Belohnungen zu machen. Sie können gerne auch eine Liste von positiven Aktivitäten zusammenstellen. Genießen Sie Ihre Belohnung nachher!«

Gegen einen solchen Verlauf ist grundsätzlich nichts einzuwenden, ein Besuch beim Bäcker ist für den Anfang vollkommen ausreichend. Längerfristig ist es jedoch wünschenswert, dass die Belohnung über alltägliche Kleinigkeiten wie Schokolade essen und Kaffee trinken hinausgeht und die Betroffenen stärker zu einem achtsamen und fürsorglichen

Umgang mit sich selbst motiviert. Hierbei ist auch die Schritt für Schritt nachlassende Schutzfunktion der Zwänge zu beachten, die sozusagen ersetzt werden muss (siehe S. 27). Das neue Verhalten muss dann so bedeutsam sein wie das alte, wenn vielleicht auch auf andere Weise. Je nach Einschätzung der Situation könnte man also im Gespräch mit Herrn F. auch noch etwas hartnäckiger sein und seinen Vorschlag wie folgt aufgreifen:

Beispiel »Das ist eine gute Idee. Sie gehen also gerne Kaffee trinken. Wann waren Sie denn das letzte Mal in einem Café?«
»Das ist schon über ein halbes Jahr her. Seit die Zwänge so stark sind, war das nicht mehr möglich.«
»Könnten Sie sich vorstellen, heute als Belohnung in das Café Central zu gehen und dort Kaffee zu trinken? Ich habe gehört, dass man dort sehr nett sitzen kann.«

Hier wird versucht, direkt durch das Belohnungsverhalten das bisherige Vermeidungsverhalten aufgrund der Zwänge aufzuheben. Dies ist natürlich für Herrn F. mit einer erneuten Herausforderung verbunden, denn er muss sich anders verhalten, als es ihm in der letzten Zeit möglich war. Ein Schutz vor sozialen Interaktionen mit fremden (bedrohlichen) Menschen würde jetzt in der Belohnungssituation nicht mehr bestehen. Diese Herausforderung sollte aktiv von uns als Bezugspersonen angesprochen und der Umgang damit antizipiert werden:

Beispiel »Ich kann mir vorstellen, dass Ihnen die Vorstellung, ins Café zu gehen, schwierig erscheint, aber wie Sie mir erzählt haben, haben Sie das früher sehr gerne gemacht und es wäre doch eine gute Gelegenheit, sich wieder etwas Lebensqualität zurückzuholen. Denken Sie daran, wenn es vielleicht im Café schwierig wird, dass Sie auf einem guten Weg sind, Ihre Zwänge zu reduzieren oder vielleicht ganz loszuwerden.«

Einen Versuch ist ein solches Angebot auf jeden Fall wert, die Entscheidung liegt dann letztlich immer bei den Betroffenen. Um eine Entscheidung für die riskantere, aber auch größere Belohnung treffen zu können, ist manchmal etwas motivierende Unterstützung durch uns nötig. Welche Belohnung am Ende auch gewählt wird, sie sollte von uns möglichst positiv verstärkt werden:

Beispiel »Herr F., ich freue mich, dass Sie ins Café gegangen sind. Das war ein wirklich großer Schritt im Kampf gegen den Zwang. Und was vielleicht noch wichtiger ist: Sie haben sich ein Stück Alltag zurückgeholt!«

Dieses Prinzip der positiven Verstärkung durch eine selbst bestimmte und gewählte Belohnung lässt sich auf kleine wie auf große Wünsche übertragen. Wenn Menschen z. B. aufgrund ihrer Zwänge bisher nicht in der Lage waren, die Schule zu beenden, einen Beruf zu erlernen, eine eigene Wohnung zu beziehen oder eine Paarbeziehung einzugehen, dies aber gern tun würden, dann könnte eine größer angelegte Belohnung sein, sich mit entsprechenden Maßnahmen zur Veränderung dieser Situation zu beschäftigen. Beispielsweise kann man als Belohnung nach aktuellen Wohnungsangeboten im Internet suchen, ein Telefonat mit Klassenkameraden über den aktuellen Unterrichtsstand führen, einmal am Arbeitsplatz bei den Kolleginnen und Kollegen vorbeischauen etc. Wenn die mangelnde Genussfähigkeit oder Selbstfürsorge im Vordergrund steht, können die Betroffenen sich um die Aufnahme eines Hobbys kümmern, sich mit Reiseplanungen oder dem Thema »Beziehung« beschäftigen oder sich im Nichtstun üben. So gesehen sind der Belohnung keine Grenzen gesetzt.
Beim Umgang mit echtem oder vermeintlichem Widerstand ist von uns Pflegefachpersonen Kreativität und Empathie gefragt. Eventuell haben die Menschen nur sehr wenige oder gar keine konkreten Vorstellungen von ihren persönlichen Vorlieben, Bedürfnissen oder gar Träumen. Dann gemeinsam mit den Betroffenen ihren verborgenen Wünschen, Ideen, Träumen und Fähigkeiten auf die Spur zu kommen, z. B. durch die Herstellung einer Liste positiver Aktivitäten, und nach Umsetzungswegen zu suchen, kann eine sehr angenehme und bereichernde Aufgabe sein.
Teilweise bitten die Betroffenen bei der Umsetzung ihrer Belohnung um Unterstützung durch ihre Bezugsperson. Beispielsweise könnte die Bezugsperson gemeinsam mit Herrn F. Kaffee trinken gehen, wenn er dies als Zwischenschritt wünscht. Dann ist es wichtig, diese Unterstützung als Zwischenschritt zu deklarieren und das Ziel, selbstständig ins Café zu gehen, gemeinsam im Blick zu behalten. Je nach Bedarf kann das Belohnungsverhalten mithilfe der SMART-Kriterien (vgl. S. 63) konkret und verbindlich geplant werden.

Hier sind noch einige Beispiele für scheinbar einfache Belohnungen, die Freude und Genuss fördern können und gleichzeitig neues Verhalten einüben helfen, das bisher durch Zwangsgedanken verhindert wurde:
»Ich könnte jemanden mit dem Auto überfahren haben«: Zum Spaß eine Spazierfahrt im Auto machen.
»Meine Wohnung muss perfekt und sauber aussehen. Ich darf keine Zeit verschwenden«: Sich mit Straßenschuhen auf das Sofa legen, nichts tun und es genießen.
»Ich könnte jemandem Gift ins Essen tun«: Freunde einladen und aufwendig für sie kochen.
Zum Abschluss ein schönes Beispiel einer Betroffenen, die unter der Befürchtung litt, ihr Geld sinnlos und übertrieben auszugeben oder unachtsam zu verlieren, dann als selbstverschuldeter Sozialfall in Armut zu enden und für ihre Dummheit von allen Freunden und Angehörigen verspottet zu werden.
Nach Abschluss jeder Exposition legte sie eine bestimmte Summe Geldes in eine offen zugängliche Schachtel in ihrem Zimmer auf Station. Als sie eine größere Summe beisammen hatte, kaufte sie sich in Begleitung eines anderen Betroffenen ein Paar »sündhaft« teure Schuhe, die sie nur zu besonderen Anlässen tragen konnte. Die Freude über diesen leichtfertigen Umgang mit Geld und die Befreiung von ihren Zwangsgedanken waren groß und wurden von der ganzen Betroffenengruppe geteilt, was die guten Gefühle weiter verstärkte.

»Zwangsgedanken« Exkurs

Versuchen jetzt bitte, nicht an weiße Bären zu denken. Auf keinen Fall an weiße Bären denken. Es ist nicht erlaubt, an weiße Bären zu denken …
Und?
Wahrscheinlich haben Sie ähnliche Erfahrungen gemacht wie die Teilnehmer an dem Gedanken-Unterdrückungs-Experiment, das Baer (2007) in seinem Buch über den Kobold im Kopf erwähnt. Die Aufforderung, nicht an etwas zu denken, bewirkt das Gegenteil. Negativ bewertete aufdringliche Gedanken einfach per Willensanstrengung unterdrücken zu wollen, ist nicht möglich, der Versuch trägt wohl eher zur Entstehung und Aufrechterhaltung von Zwangsgedanken bei.

Deren Inhalte beziehen sich meist auf aggressive, sexuelle oder religiöse Themen. Das erklärt Baer damit, dass dies für die meisten Menschen Bereiche sind, die in unseren Köpfen schnell als unangenehm, peinlich oder unmoralisch bewertete Assoziationen auslösen. Er weist darauf hin, dass sich bei veränderten Bewertungen folgerichtig auch die Inhalte der Zwangsgedanken verändern. Dies bestätigt sich regelmäßig in der Praxis, wenn Betroffene erzählen, dass sie früher diesen oder jenen Zwangsgedanken hatten, der sich irgendwann wie von selbst aufgelöst hat.

Wie wir bereits gesehen haben, lösen übertriebene Bewertungen der Gedanken bei den Betroffenen starke Gefühle von Angst, Ekel, Scham und Schuld aus. Bestimmte Gedanken haben das Potenzial, auch bei den Fachpersonen, die sie zu hören bekommen, ähnlich starke Gefühle auszulösen. Wie gehen wir z. B. damit um, wenn uns verzweifelt berichtet wird, dass jemand ununterbrochen daran denkt, sich das Leben zu nehmen, wenn er sogar konkrete Bilder im Kopf hat, die er uns beschreibt: »Ich sehe, wie ich mir mit meiner Pistole in den Mund schieße.« Oder was löst es in uns aus, wenn wir detaillierte und drastische Schilderungen von Kindesmissbrauch zu hören bekommen und wissen, dass tatsächlich Kinder im Umfeld des jeweiligen Menschen leben?

Der Umgang mit solchen Gedanken fällt leichter, wenn man sie als Symptom der Krankheit erkennt und einordnen kann. In Abbildung 15 sieht man die Gegenüberstellung zweier unterschiedlicher Arten von Zwangsgedanken. Zum einen gibt es die Gedanken mit Stimulus-Charakter, die den aufdringlichen Gedanken im Modell von Salkovskis entsprechen. Dem gegenüber stehen die Zwangsgedanken mit Reaktionscharakter, bei denen es sich genau betrachtet um Zwangshandlungen auf gedanklicher Ebene handelt.

Betrachtet man nun z. B. den aufdringlichen Gedanken »Ich könnte mein Kind missbrauchen«, dann wird dieser stimulierend wirken in Bezug auf Anspannung und Ängste. Eine Reaktion auf diese ausgelösten Ängste könnte dann etwa sein, dass Gedanken aktiviert werden wie »Ich bin ein guter Mensch und verhalte mich immer korrekt im Leben« oder »Ich liebe meine Kinder über alles und werde ihnen nie etwas antun«, um die entstandene Anspannung wieder zu senken. Zuerst tritt also ein Stimulus-Gedanke auf und dann ein Reaktions-Gedanke. Beides findet ohne speziell beobachtbares Verhalten ausschließlich im Kopf des Betroffenen statt. Dies ist vielleicht der Grund, warum der Umgang mit

Zwangsgedanken häufig als schwieriger beschrieben wird als derjenige mit Zwangshandlungen.

Abbildung 15 Zwangsgedanken versus gedankliche Zwangshandlungen

Zwangsgedanke (Stimulus)	Gedankliches Zwangshandlung (Reaktion)
Ich könnte mich umbringen	Das Leben ist lebenswert
Jesus ist ein Hurensohn	Um Vergebung bitten
Ich könnte ein Kind missbrauchen	Ich bin gesund, willensstark, gut, korrekt
Ich könnte mich anstecken mit ...	Magische Zahlen denken
Es könnte ein Unglück geschehen ...	Das ist nicht meine Wohnung, mein Auto, mein Fahrrad ...
Ich bin verantwortlich für ...	Mein Therapeut passt auf, dass nichts passiert

Von außen betrachtet, sind es vor allem die Gedanken mit Stimulus-Charakter, die bei den Fachpersonen für Unruhe und Unsicherheit sorgen können. Doch wie können wir sicher sein, dass die Betroffenen ihre Gedanken tatsächlich nicht in die Tat umsetzen? Die Antwort von Baer (2007, S. 56) lautet: »Gar nicht. Es gibt keine absolute Sicherheit.« Das ist eine Tatsache, die sowohl die Betroffenen in einem Lernprozess Schritt für Schritt akzeptieren müssen, wie auch die Fachpersonen, die aus beruflichen Gründen für die Gewährleistung von bestimmten Sicherheitskriterien zuständig sind.

Wir befinden uns also teilweise in einem ähnlichen Dilemma wie die Betroffenen selbst und fragen uns ebenso wie diese: Was können wir tun? Wichtig ist eine genaue diagnostische Abklärung durch die jeweiligen Einzeltherapeuten. Sie müssen einschätzen, ob Suizidalität vorliegt oder der zwanghafte Gedanke, sich etwas anzutun; ob wir es tatsächlich mit Pädophilie zu tun haben oder mit der rein gedanklichen Vorstellung, ein Kind zu missbrauchen; ob es sich um eine antisoziale Persönlichkeitsstörung handelt oder den Zwangsgedanken, ein Verbrechen zu begehen. Baer (2007, S. 64 f.) nennt folgende Kriterien, bei denen wir wachsam sein sollten:

- Die Gedanken werden nicht als bedrückend, sondern als angenehm empfunden;
- in der Vorgeschichte sind aggressives Verhalten oder sexuelle Übergriffe dokumentiert;
- es wird von inneren Stimmen berichtet, die bedrohlich sind oder Bedrohungen signalisieren;
- Wut und Ärger sind so groß, dass ein Kontrollverlust möglich scheint.

Äußerungen von Betroffenen, die in irgendeiner Form in diese Richtungen gehen, müssen sehr ernst genommen werden und unverzüglich zu weiteren therapeutischen Abklärungen oder Maßnahmen führen.
Bei Menschen mit einer Zwangsstörung ist die Gefahr, dass sie ihre Gedanken in die Tat umsetzen, hingegen sehr unwahrscheinlich. Sie leiden unter ihren Gedanken, sie empfinden den aufdringlichen Wiederholungscharakter als unangenehm und versuchen, Widerstand zu leisten. Im Gespräch mit Betroffenen, die gerade akut von ihren Gedanken gequält werden und fürchten, sich oder anderen etwas anzutun, bietet es sich daher an, gemeinsam mit ihnen genau diese Eigenschaften der Gedanken und der daraus entstehenden Gefühle zu klären:
»Machen Ihnen diese Gedanken Angst?«
»Haben Sie jemals schon so etwas getan?«
»Empfinden Sie irgendetwas Angenehmes bei diesen Gedanken?«
Wenn jemand z.B. tatsächlich suizidal ist, wird er bei dem Gedanken an seinen Tod mit großer Wahrscheinlichkeit Empfindungen von Erleichterung und Erlösung haben. Im Gegensatz dazu würde jemand mit Zwangsgedanken sagen, dass ihm diese Gedanken Angst machen, dass er leben will, dass er einfach Angst vor Kontrollverlust hat. Wenn wir an das Beispiel der Betroffenen denken, die mit dem Gedanken kämpfte, sich etwas anzutun (vgl. S. 108), dann bestand eine sehr große Klarheit über den Charakter dieser Gedanken. Über Wochen hatte die Betroffene immer wieder klar geäußert, dass ihr diese Gedanken Angst machen, dass sie endlich davon befreit sein will, dass sie leben will. Nur unter dieser Voraussetzung waren dann die beschriebenen Expositionsmaßnahmen möglich.
Manchmal sind die Inhalte der Zwangsgedanken nicht in eine reale Expositionssituation zu übertragen. Dies ist beispielsweise bei sehr abstrakten magischen Inhalten der Fall (Teufel, Dämonen, Geister) oder

bei extrem gewalttätigen Bildern und Szenen über Kindesmissbrauch. Dann kann eine besondere Form der Exposition angewendet werden: die Tonbandexposition. Hierbei sprechen die Betroffenen ihre bedrohlichen Gedanken mit möglichst emotionaler Beteiligung aus, schildern detailliert die Bilder in ihrem Kopf und nehmen das Ganze auf, z. B. auf ihrem Smartphone. Das Erstellen der Aufnahme und das wiederholte Abhören bilden die Exposition, die ansonsten den bereits geschilderten Kriterien der Hierarchie, Planung, Durchführung und der im nächsten Kapitel beschriebenen Evaluation folgt.
Zum Abschluss möchte ich noch eine kurze achtsame Imaginationsübung zum Umgang mit Zwangsgedanken vorstellen, die Sie Ihren Patientinnen und Patienten anbieten können.

Übung Beobachten Sie das Auftreten Ihres Zwangsgedankens. Erkennen Sie, dass es sich um einen Zwangsgedanken handelt. Begrüßen Sie ihn interessiert und freundlich wie einen alten Bekannten. Stellen Sie sich vor, wie Sie den Gedanken in die Hand nehmen und ihn auf eine Wolke setzen. Beobachten Sie, wie die Wolke mit dem Gedanken darauf langsam an Ihnen vorüberzieht und mit dem Gedanken gemeinsam verschwindet. Wiederholen Sie die Übung, sobald der Gedanke erneut auftaucht.

Je nach persönlicher Vorliebe kann man auch Reisebilder imaginieren und die Gedanken in einem Boot, einem Flugzeug oder einem Zug weiterziehen lassen.

Erwartungen und Erfolge überprüfen: Aktiv und hartnäckig

Der sechste und letzte Schritt des Pflegeprozesses dient der Überprüfung der Wirksamkeit der durchgeführten Interventionen. Mangelnde Wirksamkeit muss zu einer Anpassung der Interventionen führen. Der Erfolg der Interventionen lässt sich überprüfen, wenn die SMART-Ziele nach der vereinbarten Zeit herangezogen werden (vgl. S. 22).
Hier möchte ich noch einmal daran erinnern, dass wir – Betroffene und Behandelnde – einen gemeinsamen Gegner, den Zwang, haben. Dieser ist an verschiedenen Stellen und auf verschiedenen Ebenen in der Lage, für Verwirrung durch Vorspiegelung falscher Tatsachen zu sorgen. Evaluation muss also immer auch heißen, nicht nur das Verhalten der Betroffenen, sondern auch unser eigenes zu überprüfen. Waren unsere Vorbereitungen und Planungen ausreichend? Haben wir konsequent die Spannung gesteigert? Haben wir konsequent nach Vermeidungsstrategien gefragt? Waren wir im richtigen Tempo? Ist die Beziehung zum Betroffenen stabil genug für diese Behandlung? Diese Fragen stellen sich natürlich in Bezug auf die pflegerische Arbeit mit Betroffenen anderer Störungsbilder ebenfalls, aber ich möchte behaupten, dass es bei der Begleitung von Menschen mit einer Zwangsstörung besonders wichtig ist, wachsam und kritisch zu sein.
Wenn man nach einem Rollenbild sucht, um unseren Part hier zu beschreiben, fällt mir der Detektiv ein, der sich nicht zu schnell zufriedengibt und immer auch die möglichen Gründe für ein spezifisches Verhalten mitdenkt. Der erste Eindruck muss nicht täuschen und die erste Antwort muss nicht die falsche sein, aber vielleicht findet sich nach etwas detektivischer Hartnäckigkeit ein weiterführender zweiter Eindruck, eine tiefer gehende zweite Antwort. Damit ist ausdrücklich nicht gemeint, dass man nur nach Schwierigkeiten, Problemen und Unzulänglichkeiten sucht und diese kommuniziert. Evaluation sollte mit Motivation immer Hand in Hand gehen. Wir sind aufgrund des geringen Selbstwertgefühls

der Betroffenen und ihrer grundlegenden Verunsicherung darüber, was normales Verhalten ist, auch besonders aufgefordert, Fortschritte zu benennen, den Zuwachs an Ressourcen wahrzunehmen und die Bedeutung gelungener Belohnungen herauszustreichen.

Sichtbare Schwierigkeiten – das Expositionsprotokoll

Hinweise auf einen positiven Verlauf wie auf typische Schwierigkeiten bei der Exposition finden sich im Expositionsprotokoll.
Für Betroffene und Behandelnde wird vor der Exposition konkret festgehalten, wer wann was genau tut (siehe Abb. 16). Eine Planung für eine Woche im Voraus ist empfehlenswert und meist auch praktikabel. Auch für den Fall, dass selbstständige Expositionen durchgeführt werden, sollten konkrete Termine und Inhalte in das Protokoll eingetragen werden. Nach den einzelnen Übungen halten die Betroffenen selbstständig das jeweilige Ausmaß der Anspannung vor, während und am Ende der Übung fest und notieren auch den Zeitpunkt des endgültigen Spannungsabfalls. Anhand dieser Zahlen kann die Entwicklung der einzelnen Expositionsübung evaluiert werden.
Den gewünschten Effekt einer Habituation würden kontinuierlich sinkende Zahlen in allen drei Spalten darstellen. Auch der Zeitraum vom Ende der begleiteten Übung bis zum Zeitpunkt des endgültigen Spannungsabfalls würde sich bei zunehmender Habituation Schritt für Schritt verkürzen.
Das Expositionsprotokoll enthält Elemente der SMART-Kriterien und schafft damit recht objektive Bedingungen für eine Evaluation. Für die Betroffenen ist es häufig sehr schwierig, die Entwicklung einer Expositionsübung losgelöst von ihrem Gesamtbefinden zu betrachten. Dass sie deutlich weniger Zeit für eine Zwangshandlung brauchen als noch vor einer Woche, geht dann in dem Gefühl »Ich habe immer noch so viele Zwänge« schnell unter. Sieht man sich aber gemeinsam das Protokoll an und stellt fest, dass beispielsweise die Erwartungsanspannung von 60 auf 20 und der Höhepunkt der Anspannung nach fünf Tagen von 90 auf 50 gefallen ist, hat man es schwarz auf weiß, dass man Fortschritte gemacht hat und offensichtlich auf einem guten Weg ist.

Abbildung 16 **Expositionsprotokoll**

Name:

	Übungssituation von / bis	Spannung am	
		Anfang	Spitze
Montag			
Dienstag			
Mittwoch			
Donnerstag			
Freitag			
Samstag			
Sonntag			

Im umgekehrten Fall weisen uns stagnierende oder gar steigende Zahlen schnell auf einen ungünstigen Verlauf hin, dessen Ursachen zwischen Betroffenem und Behandlungsteam herausgefunden werden müssen. Hier wird die Spalte mit den Schwierigkeiten Ausgangspunkt für gemeinsame Überlegungen.
Weitere Hinweise auf typische Schwierigkeiten und den Umgang damit werden im Folgenden dargestellt.
Starke und anhaltende Spannungsschwankungen → Dies kann ein Hinweis auf Vermeidungsverhalten sein. Ist z. B. vor der Exposition die Anspannung sehr niedrig (0–20) und steigt dann bei forcierter Durchführung durch uns sehr stark an (80–100), könnte das an einem vorausgegangenen gedanklichen Vermeidungsverhalten des Betroffenen liegen. Das Gleiche gilt für starke Spannungsabfälle während oder nach der Exposition.
Spannung steigt vor oder während der Exposition nicht an → Wenn die Spannung nicht ansteigt, kann dies an Vermeidungsverhalten und Neutralisierungsversuchen liegen. Eventuell wurde auch eine zu niedrige Hierarchiestufe ausgewählt, und die Exposition wird tatsächlich nicht

Expositionsübersicht : Woche vom bis

Ende	Endgültiger Spannungsabfall wann?	evtl. aufgetretene Schwierigkeiten

als belastend empfunden, sprich: Wir haben den Betroffenen nicht genug gefordert. Dann wäre eine andere, mit mehr Anspannung verbundene Übung zu wählen. Möglicherweise haben wir auch dem Betroffenen zu viel Verantwortung abgenommen oder unser Vorgehen war nicht ausreichend konfrontativ. Dann müssen wir uns an die Regel »Keine Kompromisse« erinnern. Manchmal denken die Betroffenen, dass sie möglichst ohne Anspannung, also möglichst locker, durch eine Exposition kommen müssen, damit es ein Erfolg ist. Hier können wir mit weiteren Informationen diese Fehlannahme korrigieren. Auch fehlendes Vertrauen in die Beziehung kann ein Hindernis für Spannungsanstieg sein. Dann ist es für eine Expositionsübung noch zu früh.

Spannung nach Exposition fällt nicht → Wenn die Anspannung nach der Exposition nicht abfällt, kann das daran liegen, dass die gewählte Hierarchiestufe zu hoch war, dann wäre eine niedrigere auszuprobieren und die Planung anzupassen. Es kann aber auch sein, dass die Betroffenen nicht erkennen können, wann die Exposition abgeschlossen ist, oder sie können nicht zwischen der Spannung, die durch die Exposition hervorgerufen wird, und den Anspannungen, die von ihren anderen

Zwängen herkommen, unterscheiden. Dann sind weitere entsprechende Informationen nötig. Ein wichtiger Grund kann eine zu hohe Funktionalität der Zwänge sein. Die Betroffenen sind dann innerlich noch nicht bereit, die Schutzfunktion ihrer Zwänge aufzugeben. Dies wäre eine wichtige Information an den Einzeltherapeuten, der an diesem Problem mit den Betroffenen arbeiten muss, bevor weitere Expositionen durchgeführt werden können.

Eventuell sind die Betroffenen auch mit dem selbstständigen Teil der Exposition überfordert. Sie holen dann beispielsweise die Rituale nach, die sie während des begleiteten Teils unterlassen haben, oder sie vermeiden die notwendigen alltäglichen Handlungen und lenken sich zu schnell durch andere Tätigkeiten von ihrem Zustand ab. Auch das Einholen von Rückversicherung bei Mitpatienten oder Angehörigen könnte eine problematische Folge sein.

Diese Schwierigkeit kann ebenfalls durch mangelnde Psychoedukation und mangelnde Absprachen über den konkreten Verlauf mit hervorgerufen werden. Womöglich wurde auch nicht ausreichend besprochen, wie sich die Betroffenen bei beginnenden Krisen verhalten können, was sie dann selbstständig tun können, z. B. welche kognitiven Strategien sie einsetzen können, wenn es sich tatsächlich um eine notfallähnliche Situation handeln sollte, und bei wem sie nötigenfalls Hilfe finden, wer also wann ansprechbar ist.

Betroffene können sich nicht belohnen → Wenn sich die Betroffenen nicht belohnen können, liegt dies oft an dem zu geringen Selbstwertgefühl oder auch an der mangelnden Fähigkeit, die eigenen Bedürfnisse wahrzunehmen. Eventuell fürchten sie sich auch vor aufkommenden positiven Gefühlen, da diese ihnen noch fremd und unheimlich sind. Hier können Achtsamkeitsübungen und Genusstraining helfen. Außerdem spielen die überhöhten Ansprüche häufig eine Rolle: »Für so etwas Normales kann man sich doch nicht auch noch belohnen, das ist ja lächerlich.« Am besten kann in diesen Fällen eine Rückmeldung von anderen Betroffenen die Maßstäbe zurechtrücken; auch wir selbst können unsere Erfahrungen weitergeben.

Betroffene habituieren nicht → Manchmal tritt der Fall ein, dass die Expositionen scheinbar gut verlaufen und trotzdem kein Gewöhnungseffekt eintritt. Es wird Spannung aufgebaut, es fällt zumindest von außen kein Vermeidungsverhalten auf und auch sonst geben sich die Betroffenen motiviert, aber auch nach mehreren Wiederholungen sind die Anspannungswerte unverändert hoch. Das kann z. B. daran liegen, dass die Betroffenen außerhalb der Expositionsübungen ihre Zwangshandlungen weiter ausüben, sich also nicht dauerhaft für ein neues Verhalten entschieden haben. Auch eine zu hohe, eventuell noch verdeckte Funktionalität kann eine Rolle spielen. Dann wäre es wieder wichtig, die Einzeltherapeutin oder den Einzeltherapeuten darüber zu informieren. Eine weitere Erklärung kann sein, dass die Betroffenen ihre Anspannung grundsätzlich zu hoch einschätzen. Dies wird deutlich, wenn wir uns nicht zu schnell mit den gemachten Angaben zufriedengeben, sondern weitere Handlungsvarianten vorschlagen: »Was wäre, wenn Sie dies jetzt noch einmal anders machen würden?« Anregungen finden Sie im Kapitel »Übertreiben – die letzten Zweifel ausräumen«. Wenn die Anspannung wirklich bei 100 gewesen sein sollte, dann dürfte es keine Steigerung mehr geben. Lässt sich jedoch eine Steigerung erzeugen, kann die Anspannung logischerweise vorher nicht auf 100 gewesen sein. Es muss also eine Fehleinschätzung vorgelegen haben.

Grundsätzlich sind von pflegerischer Seite folgende Anpassungen bei den Interventionen möglich:

- **störungsspezifische Informationen wiederholen und dabei vielleicht eine andere Sprache wählen, wenn möglich eine Psychoedukationsgruppe anbieten;**
- **beziehungsfördernde Maßnahmen einleiten, z. B. Aktivitäten durchführen oder Bereiche besprechen, die nichts oder zumindest möglichst wenig mit den Zwängen zu tun haben;**
- **Assessment erweitern, wenn möglich Angehörige oder weitere nahestehende Personen einbeziehen;**
- **genaue und ausführliche Planung der Exposition und des Zeitraums danach;**
- **Tempoanpassung, um Unterforderung (zu langsames Vorgehen) oder Überforderung (zu schnelles Vorgehen) zu vermeiden.**

Die Anpassungen der Interventionen müssen selbstverständlich in der Pflegeplanung dokumentiert und im Team kommuniziert bzw. mit der Einzeltherapeutin abgesprochen werden.

Geheimer Widerstand – die gedankliche Vermeidung und Neutralisierung

Vermeidungsverhalten und Neutralisierungsversuche sind zwei Hauptstrategien der Betroffenen, um mit den unangenehmen Gefühlen, die die Zwangsstörung ihnen beschert, umzugehen. Dabei wird Vermeidungsverhalten vor allem eingesetzt, um Spannung möglichst gar nicht erst aufkommen zu lassen, während Neutralisierungsstrategien bereits aufgebaute Spannung wieder senken sollen. Beide Verhaltensweisen können sowohl als sichtbare Handlung ablaufen als auch verdeckt auf gedanklicher Ebene. Eine sichtbare Handlung wäre z. B. das Putzen der Dusche, damit es während der Exposition leichter fällt, dort alles zu berühren. Auffällig ist auch, wenn während der Exposition bestimmte Handlungen auf möglichst ungefährliche Art ausgeführt werden, schmutzige Dinge nur leicht und kurz berührt oder bestimmte Gegenstände und Bereiche vollkommen gemieden werden usw. Auch vermehrtes Reden und Diskutieren kann eine Strategie sein, um Anspannung zu regulieren. Man kann vielleicht nicht immer gleich erkennen, warum die Betroffenen dieses oder jenes tun, aber zumindest ist es beobachtbar und kann bei Zweifeln unsererseits offen angesprochen werden.

Um das Vorhandensein von kognitiven Vermeidungsstrategien zu klären, müssen wir die Betroffenen in jedem Fall aktiv befragen. Häufig ist ihnen nämlich gar nicht bewusst, dass sie Vermeidungs- oder Neutralisierungsgedanken haben.

Wie könnten solche Gedanken aussehen? Hier ein paar Beispielgedanken:

»Das ist nur eine Exposition, so werde ich mich später nicht wieder verhalten.«

»So würde ich mich bei mir zu Hause niemals verhalten.«

»Meine Bezugsperson wird schon aufpassen, dass mir nicht passiert.«

»Es wird alles gut gehen, ich bin in Sicherheit.«

In dieser recht allgemeinen Art können sich die Betroffenen während der Exposition Mut machen und sich beruhigen, ohne dass dies nach außen deutlich wird. Außerdem können sie gedanklich magische Zahlenreihen aufsagen oder beten, damit ihnen nichts »Schlimmes« passiert. So kann der Betroffene während der Exposition scheinbar erfolgreich auf seine

Zwangshandlungen verzichten, aber auf gedanklicher Ebene passiert leider etwas ganz anderes.
Schließlich können auch im Vorfeld oder im Nachhinein einer Exposition auf gedanklicher Ebene vermeintliche Gefahren vermieden bzw. nachträglich neutralisiert werden. Der schon erwähnte »Kontrollfilm« im Kopf bietet nicht wenigen Betroffenen die Möglichkeit, sich entweder im Vorfeld so auf eine Exposition einzustellen, dass keine Anspannung entsteht, oder sich während der Exposition damit zu beruhigen, dass sie später, wenn sie allein sind, alles gedanklich rekonstruieren werden. Ob es diese gedanklichen Strategien bei den Betroffenen gibt, müssen wir wie gesagt meistens aktiv herausfinden. Eventuell ist es notwendig, Beispiele solcher Vermeidungsstrategien zu geben, damit die Betroffenen sich überhaupt etwas darunter vorstellen können:
»Kann es sein, dass Sie gezielt irgendetwas denken, um die Anspannung besser ertragen zu können? Vielleicht machen Sie das ganz unbewusst. Vielleicht zählen Sie etwas oder denken an etwas, das Sie schützt? Vielleicht denken Sie, dass Sie sich so im Alltag niemals verhalten würden?«
Erfahrungsgemäß beruhigt sich die Mehrheit der Betroffenen während der Exposition gedanklich durch die Anwesenheit einer Fachperson, indem sie daraus Sicherheit zieht. Auch der Gedanke »Das ist nur eine Exposition« wird auf Nachfrage sehr häufig bestätigt. Es ist also sehr wichtig, dieses mögliche Problem aktiv anzugehen.
Als Intervention fordert man die Betroffenen auf, diese beruhigenden Gedanken zu stoppen und stattdessen bewusst das Gegenteil zu denken:
»Ich werde mich ab jetzt immer so verhalten.«
»Ich stelle mir vor, dass ich das jetzt in meiner Wohnung mache.«
»Meine Bezugsperson passt nicht auf mich auf, ich bin auf mich allein gestellt.«
»Was ich hier mache, ist total verrückt, das kann nicht gut gehen.«
Eventuell müssen die Betroffenen zur Verstärkung der Anspannung zeitweilig während der Exposition allein gelassen werden, damit ihnen ihre Eigenverantwortung in diesem Moment deutlich wird.

Rückfälle, Widerstände, Krisen

Unsere Haltung gegenüber Krisen oder Rückfällen sollte in jedem Fall möglichst undramatisch sein. Sie gehören zum Therapieverlauf dazu, wir sind darauf vorbereitet und können professionell damit arbeiten, wie im Folgenden gezeigt wird. Sollten tatsächlich Fehler begangen worden sein, ist es eine gute Gelegenheit, den Stellenwert von Fehlern neu einzuschätzen. Fehler sind eben keine Katastrophe, kein Drama oder das Ende von irgendetwas. Sie passieren, machen uns menschlich, gehören zum Leben dazu, man kann aus ihnen lernen und sie machen uns liebenswert.

Perfektionismus

Grundsätzlich ist gegen das Bestreben, Aufgaben möglichst gut zu erledigen, seine Fähigkeiten zu verbessern und ein »besseres« Leben zu führen, nichts einzuwenden, es gehört zum Menschsein. Hohe Standards spornen zu Leistung an und bewirken ein besonderes Gefühl der Befriedigung, wenn sie eingehalten oder gar übertroffen werden: »Das habe ich wirklich gut gemacht, das passt perfekt!« Hohe Standards sollten jedoch kein Selbstzweck sein und das Verhalten flexibel bleiben. Man kann eben auch einmal aus gegebenen Umständen auf seine üblichen Ansprüche verzichten und sich mit weniger begnügen. Dann wird z. B. das Badezimmer nicht oder nicht so gründlich geputzt, weil etwas anderes heute wichtiger oder angenehmer ist.
Starre, perfektionistische Ansprüche sind hingegen eine häufige Ursache für Überforderungen und daraus resultierende Krisen. Menschen mit Zwangsstörungen können keine »fünf gerade sein lassen«, auch wenn sie merken, dass sie es kaum schaffen können, an den festgelegten Regeln und Abläufen festzuhalten. Das Badezimmer wird dann noch bis spät in die Nacht hinein geputzt, weil das erledigt werden muss. In diesem

Fall geht es weniger um das saubere Bad als um die Vermeidung von zunehmenden unangenehmen Gefühlen wie Scham, Minderwertigkeit, Angst vor Zurückweisung: »Gott sei Dank, dass ich hier nichts falsch gemacht habe, sonst hätte ich mich wieder blamiert.«
Dabei ist der zwanghafte Perfektionismus ebenso wie ein Zwangsgedanke bei näherer Betrachtung nicht unbedingt logisch und daher auch von uns gut zu hinterfragen. Der Anspruch an Ordnung, Sauberkeit oder Genauigkeit u. a. variiert nämlich häufig in Abhängigkeit vom Gegenstand. Es kann durchaus sein, dass jemand im Badezimmer und Schlafzimmer extrem hohe, zwanghafte Ansprüche an Ordnung und Sauberkeit hat, in Wohnzimmer und Küche aber viel niedrigere, weil es dort keine zwangsrelevanten Dinge gibt. Diese absurd anmutenden Unterschiede im Alltag zu spiegeln ist unsere Aufgabe. Die Bearbeitung der biografischen Hintergründe und der Entstehung sowie die Klärung einer möglichen Funktionalität sind Aufgabe der Einzeltherapie.
Die SMART-Ziele und das Expositionsprotokoll sind hilfreiche Instrumente, um gemeinsam mit den Betroffenen zu klären, ob es sich tatsächlich um einen Rückschritt handelt oder ob sie nicht wieder in ihre persönliche Perfektionismusfalle geraten sind. Wir können hier sehr gut als Modell für ein neues Verhalten dienen, indem wir pragmatisch mit Geschehenem umgehen und nach vorn schauen. Lamentieren, Jammern und Klagen verstärken nur alte Muster und bewerten einzelne Situationen unverhältnismäßig dramatisch. Ressourcenorientierung und Unterstützung des Selbstwerts sind dagegen hilfreiche Interventionsansätze.

Das Wochenende daheim

Bei einer stationären therapeutischen Behandlung ist das Wochenende zu Hause häufig ein kritischer Moment. Die Betroffenen haben oft starke Ängste, weil sie nicht wissen, wie sie sich ohne fachliche Unterstützung verhalten können, sollen, müssen, oder sie kommen aus dem Wochenende zurück und sind von sich selbst enttäuscht, weil sie viel mehr von sich erwartet haben.
Ein weiteres häufiges Problem sind Konflikte mit Angehörigen, die vielleicht auch nicht mit dem bisherigen Verlauf zufrieden sind und sich ihrerseits schnellere und größere Fortschritte der Betroffenen wünschen.

Hier ist die Einbeziehung der Angehörigen zu einem möglichst frühen Zeitpunkt der Behandlung eine große Hilfe. Klare Absprachen mit den Betroffenen und ihren Angehörigen können Druck aus der Wochenendsituation nehmen.

Diese Abmachungen sind natürlich sehr individuell. Oft spielt allerdings auch hier der Perfektionismus eine wesentliche Rolle. Überhöhte Ansprüche sind der entscheidende Grund für unbefriedigend bis frustrierend erlebte Wochenenden. Situationen, die in der Klinik schon in Expositionen erfolgreich geübt wurden, werden eben nicht automatisch auch zu Hause zwanglos bewältigt, weil große hierarchische Unterschiede bestehen können. Den Betroffenen wird dies in einem offenen Gespräch meist schnell klar und sie sind entlastet, wenn ihnen »erlaubt« wird, dies und das zu Hause noch nicht ohne Rituale zu machen. Ohne solche Vorgespräche sind die Erwartungen an die eigene Leistung oft zu hoch. Auch wenn es natürlich ein wesentliches Ziel der Therapie ist, dass die in der Klinik gemachten Fortschritte in den Alltag transportiert werden, kann es sinnvoll sein, den Betroffenen an bestimmten Wochenenden keine Expositionsübungen als Hausaufgaben mitzugeben, sondern ihnen »freizugeben«. Erwarten Sie jedoch keine Begeisterung bei so einem Vorschlag. Von den Betroffenen wird »freihaben« schnell mit »faul sein« gleichgesetzt und dementsprechend als Versagen erlebt. Hier kann es helfen, das Wochenende als Erholungsmöglichkeit zu definieren, als Freiraum, den sie sich verdient haben, etc.

Beispiel Frau Z. leidet unter Kontroll- und Putzzwängen. Sie hat erfolgreiche Expositionen gemacht, indem sie seit Tagen ihr Bett nicht mehr neu bezogen hat, ihr Zimmer mit Straßenschuhen verschmutzt hat und nicht mehr kontrolliert, ob ihr Schrank und ihr Zimmer abgeschlossen sind. Beim Gedanken an zu Hause befürchtet sie, dass sie dort ausgiebig putzen muss, weil ihr Partner es wahrscheinlich nicht richtig gemacht hat, und dass sie Fenster und Türen abends lange kontrollieren muss.

Gemeinsam wird beschlossen, dass Frau Z. mit ihrem Partner einen Tagesausflug macht, um weniger Zeit zum Putzen zu haben. Ihre Bezugspflegerin erklärt ihr, dass es völlig in Ordnung ist, wenn sie abends vor dem Schlafen Haustür und Fenster so lange kontrolliert, wie es nötig ist. Der Tagesausflug wird ausdrücklich als Belohnung für die Expositionen in der Woche deklariert, und sie erhält das Angebot, sich bei Schwierigkeiten telefonisch zu melden. Frau Z. fühlt sich durch diese Absprache entlastet und kann sich sogar ein wenig auf das Wochenende freuen.

Eine andere Problematik bringt das Wochenende zu Hause mit sich, wenn es von den Betroffenen als Gelegenheit zum Nachholen ihrer in der Woche nicht durchgeführten Rituale genutzt wird, um die aufgestaute Anspannung zu kompensieren. Praktisch heißt das, jemand duscht am Wochenende so lange, bis er sich endlich wieder richtig sauber fühlt, oder jemand putzt zum Ausgleich doppelt so lange wie sonst. In diesen Fällen würden wir vielleicht Betroffene erleben, die in der Woche korrekt ihre Expositionen ausführen, die vielleicht auch mittelgradig unter Anspannung geraten, die aber auch nach drei oder vier Wochen keine wirkliche Habituation zeigen. Sie können keine Habituation zeigen, weil sie das vollständige Weglassen eines Rituals vermeiden, indem sie es auf einen späteren Zeitpunkt verschieben oder durch eine andere Zwangshandlung kompensieren. Beides verhindert den vollständigen Spannungsanstieg, der für eine Habituation notwendig ist. Hier braucht es klare Vor- und Nachbesprechungen der Wochenenden, wenn möglich unter Einbeziehung der Angehörigen. Gerade der Nachbesprechung der Wochenenden sollten wir ausreichend Zeit widmen, wenn es bei der Evaluation Anhaltspunkte für Vermeidungsverhalten gibt.
Die Wochenendverläufe sind wichtige Informationen für das ganze Behandlungsteam und sollten offen besprochen und für alle nachvollziehbar dokumentiert werden, damit die Ursachen für aufgetretene Schwierigkeiten zeitnah bearbeitet werden können.

1:0 für den Zwang

Diese sportliche Metapher wurde bereits früher erwähnt und soll hier etwas genauer betrachtet werden. Das 1:0 für den Zwang steht für den Rückfall in zwanghaftes Verhalten, das schon durch Expositionen bearbeitet wurde. Es kann in der Wiederaufnahme der abgelegten Rituale bestehen, der nach längerer Zeit wieder versuchten Rückversicherung bei anderen oder auch im Verschweigen von erneut auftretenden alten Vermeidungsstrategien. Dass irgendeine dieser Rückfallvarianten im Verlauf der Behandlung auftritt, ist recht wahrscheinlich. Eine über Jahre bestehende Zwangsstörung ist ein sportlich ernst zu nehmender Gegner, wird also nicht ohne Gegentreffer zu besiegen sein.

Für alle Fälle, in denen trotz Behandlungskonzept und guter Absprachen emotionale Krisen bei den Betroffenen auftreten, können wir Pflegefachpersonen aktiv mit den Betroffenen folgende Interventionen durchführen:

Relativieren des Rückfalls → Das Schöne an der 1:0-Metapher ist die Perspektive, die sich durch den vorläufigen Spielstand eröffnet. Er markiert einen Zwischenstand, kein Endergebnis. Die Betroffenen können mit unserer Unterstützung den Ausgleich erzielen, wieder in Führung gehen, die nächste Runde erreichen, aufsteigen usw. Wenn diese Bilder zu viel Druck auslösen, kann die Metapher auch anders nützen, man kann versuchen, den Spielstand zu sichern, um den Ausgleich oder gar eine Niederlage zu verhindern, man macht sich klar, dass das Match noch nicht zu Ende ist, usw. Wenn wir die Perspektive erweitern, in größeren Zeiträumen denken, dann verliert der aktuelle Rückfall an Bedeutung, sie wird begrenzt auf jetzt, auf heute.

Man kann auch andere Bilder benutzen, um von der Vorstellung eines stetigen Therapiefortschritts wegzukommen, der die Betroffenen unnötig unter Druck setzt. Man kann von einem wellenförmigen Verlauf sprechen oder von einem Tanz: Zwei Schritte vor und einen zurück. Immer steht dieselbe Absicht dahinter, nämlich zu entlasten, den Blick auf bisher Erreichtes zu lenken, Leistungsansprüche zu relativieren. Erfahrungsgemäß greifen nach einiger Zeit die meisten Betroffenen diese Bilder gerne auf. Dann kann bei erneuten Rückfällen durch uns immer wieder positiv verstärkend darauf Bezug genommen werden.

Validieren → Obwohl die Relativierung am Ende oft gerne angenommen wird, gibt es im ersten Moment oft eine Abwehrhaltung seitens der Betroffenen, die mit dem Gefühl des Versagens zu tun hat, das nicht einfach wegzuwischen ist. Hier kann ein Satz wie »Das ist jetzt wirklich ein schwieriger Moment in der Therapie für Sie« vermitteln, dass die emotionale Dimension des Rückfalls von uns durchaus gesehen wird, dass wir aber bei näherer und rationaler Betrachtung zu einer anderen Bewertung kommen.

Hoffnung vermitteln → Parallel ist es wichtig, an frühere Erfahrungen mit Rückfällen zu erinnern: »Diese Momente gehen vorbei, das kennen Sie sicher von ähnlichen Momenten, dann ist auch wieder Platz für andere Empfindungen und Erfahrungen.« Ebenso kann man an die Erfahrungen von anderen Betroffenen erinnern, besser noch, diese selbst einbeziehen und von ihren Erfahrungen im Umgang mit Rückfällen berichten lassen (zur Peerarbeit siehe S. 36).

Kognitive Strategien → Hier ist vor allem die Realitätsüberprüfung zu nennen (vgl. S. 79). Durch eine Neubewertung des Risikos wird die Bedeutung des Rückfalls kleiner.

Achtsamkeitsübungen → In Krisensituation können Achtsamkeitsübungen (siehe S. 72) die Aufmerksamkeit weg von den Katastrophengedanken auf das Hier und Jetzt lenken. Die Gedanken und Gefühle verschwinden dabei natürlich nicht, Ziel ist jedoch, sie einfach zu beobachten und nicht zu bewerten. Diese Trennung setzt am Grundproblem der Zwangsstörung an, wie es Salkovskis beschreibt (siehe S. 22).

Ablenkung durch angenehme Aktivitäten → Was eine angenehme Tätigkeit ist, ist von Person zu Person zu verschieden. Was das ist, ist in Krisensituationen nicht gut zu klären, aus der Biografiearbeit kennen wir oft Dinge, die der Betroffene gerne tut. Auch ein Training der Genussfähigkeit hat vielleicht Vorlieben deutlich gemacht. Hilfreich ist es auch, wenn man auf eine Liste positiver Aktivitäten zurückgreifen kann, die bei der Suche nach möglichen Belohnungen zusammengestellt wurde (siehe S. 114).

Gemeinsames Akzeptieren einer schwierigen Situation → In Krisensituationen steht das Abschwächen der Krise als oberstes Ziel vor allen Veränderungszielen. Wenn wir jedoch spüren, dass die Betroffenen einmal nicht in der Lage sind, auf unsere Interventionsangebote einzugehen und eventuell erneut ihre Rituale ausführen müssen oder emotional stark verzweifelt und hoffnungslos sind, bleibt manchmal nur das gemeinsame Akzeptieren und Aushalten dieser zeitlich ja begrenzten Situation. CUTCLIFFE und STEVENSON (2008, S. 358) haben dies für den Umgang mit Menschen in suizidalen Krisen einmal so ausgerückt: »Yet, sometimes the hardest thing to do is nothing!«

Dieses Nichtstun heißt nicht, aufzugeben. Gefühle und Bewertungen ändern sich mit der Zeit, so wie Anspannungen nicht dauerhaft auf einem hohen Niveau von 100 % bleiben können. Die Hoffnung ist, im Aus- und Durchhalten einer Krisensituation letztlich genau diese Erfahrung zu machen und persönlich zu wachsen. Unsere Aufgabe ist es, diese Hoffnung im Zweifelsfall für die Betroffenen zu bewahren als »Holder of Hope«, wie Helen Glover das sagt (zitiert nach AMERING, SCHMOLKE 2012, S. 133). In manchen Momenten ist die aufgebaute Beziehung zwischen uns und den Betroffenen das Einzige, was diese noch hält.

Lernen vom Zwang – ein Wort zum Schluss

Menschen mit einer Zwangsstörung zu begleiten, kann für uns Pflegefachpersonen sehr lehrreich und bereichernd sein. Von dem Mut, mit dem sich diese Menschen immer wieder ihren ausgeprägten Ängsten und Befürchtungen stellen, kann man sich einiges abschauen. Bei den Expositionsübungen muss man dies sogar sehr oft tun, denn wie SLADE (2013) richtig bemerkt, ein Recoveryprozess erfordert auch aufseiten des Behandlungsteams die Bereitschaft, Risiken einzugehen und Menschen mit von ihnen als schwer erträglich empfundenen Situationen zu konfrontieren.

Persönlich konnte ich in den letzten Jahren lernen, mehr Vertrauen in die Urteilsfähigkeit der Betroffenen zu setzen. Sie wissen sehr genau, wie weit sie gehen können und möchten. Das sollten wir ernst nehmen und im Zweifelsfall vielleicht die Anmerkung von PRESTIN (2014) bedenken, dass Risikovermeidung bei genauerer Betrachtung Risikoverstärkung bedeuten kann. Eine übertriebene Vorsicht seitens der Behandelnden kann die Abhängigkeit und Unselbstständigkeit der Betroffenen verstärken, was für deren weiteres Leben ein erhöhtes Risiko mit sich bringt.

Weiterhin kann der Zwang helfen, sich in Exaktheit zu üben. Seine vordergründig logischen Ansichten erfordern gute Argumente und eine konkrete und korrekte Sprache. Die intensive Reflexion der Gedankenwelt der Betroffenen, ihrer Normen und Werte lädt zu einer Reflexion der eigenen Denkmuster und Annahmen ein. Wie weit man dabei gehen mag, ist natürlich eine zutiefst persönliche Entscheidung. Sich für die Möglichkeiten neuer Erfahrungen zu öffnen, was wir ja den Betroffenen immer wieder empfehlen, erhöht nicht nur unsere Glaubwürdigkeit, es birgt auch die Chance zu einer persönlichen Weiterentwicklung.

Anhang

Wichtige Internetseiten

http://www.zwaenge.de/

http://www.zwaenge.ch/

http://www.zwaenge.at/

Diese drei Seiten sind mit zahlreichen weiteren Seiten verlinkt, die über ein breites Spektrum an allgemeinen Informationen, Erfahrungsberichten sowie Therapie- und Selbsthilfemöglichkeiten verfügen.

http://clinical-neuropsychology.de/manual_assoziationsspaltung_deutsch.html

Hier finden Sie das Therapiemanual zum Ansatz der Assoziationsspaltung.

Literatur

Abderhalden, C.; Schulz, M.; Stefan, H.; Winter, A. (Hg.) (2012): Das Leben wieder in den Griff bekommen. Ein Handbuch zur Planung deiner eigenen Recovery. Universitäre Psychiatrische Dienste Bern. Online verfügbar: http://www.upd.gef.be.ch/upd_gef/de/index/ueber-die-upd/ueber-die-upd/downloads-publikationen/recovery.html (Zugriff am 20.07.2015).

Althaus, D.; Niedermeier, N.; Niescken, S. (2008): Zwangsstörungen. Wenn die Sucht nach Sicherheit zur Krankheit wird. München: C. H. Beck.

Amering, M.; Schmolke, M. (2012): Recovery. Das Ende der Unheilbarkeit. 5., überarb. Aufl., Köln: Psychiatrie Verlag.

Antonovsky, A. (1997): Salutogenese. Zur Entmystifizierung der Gesundheit. Übersetzt und hg. von A. Franke. Tübingen: dgvt.

BAER, L. (2001): Alles unter Kontrolle. Zwangsgedanken und Zwangshandlungen überwinden. Bern: Huber.

BAER, L. (2007): Der Kobold im Kopf. Die Zähmung der Zwangsgedanken. Bern: Huber.

BECK, A. T. (2010): Kognitive Therapie der Depression. Hg. von M. Hautzinger. 4. Aufl., Weinheim, Basel: Beltz.

BENTZ, D.; MICHAEL, T.; MARGRAF, J. (2009): Konfrontation und Exposition. Psychiatrie und Psychotherapie up2date, 3: 409–425.

BERNER, M. (2011): Ressourcenorientiertes Arbeiten in der psychiatrischen Pflege. In: HAHN, S.; ABDERHALDEN, C.; NEEDHAM, I.; STEFAN, H.; SCHULZ, M.; SCHOPPMANN, S. (Hg.): »Psychiatrische Pflege vernetzt« mit Betroffenen und Angehörigen, im Versorgungssystem, in Forschung und Entwicklung, in der Gesellschaft. Vorträge, Workshops und Posterpräsentationen, 8. Dreiländerkongress Pflege in der Psychiatrie, S. 44–48. Bern: Verlag Abt. Forschung/Entwicklung Pflege und Pädagogik, UPD Bern. Online verfügbar: http://www.pflege-in-der-psychiatrie.eu/files/kongressband/3L2011_Kongressband_Inhalt.pdf (Zugriff am 20.07.2015).

BÖHM, K.; FÖRSTNER, U.; KÜLZ, A.; VODERHOLZER, U. (2008): Versorgungsrealität der Zwangsstörungen: Werden Expositionsverfahren eingesetzt? Verhaltenstherapie, 18 (1): 18–24.

BULL, N.; POPPE, C. (Hg.) (2015): Zuhören, informieren, einbeziehen. Leitfaden für die Arbeit mit Angehörigen in der Psychiatrie. Köln: Psychiatrie Verlag.

BURR, C.; SCHULZ, M.; WINTER, A.; ZUABONI, G. (Hg.) (2013): Recovery in der Praxis. Voraussetzungen, Interventionen, Projekte. Köln: Psychiatrie Verlag.

CAMERON, C. L. (2007): Obsessive compulsive disorder in children and adolescents. Journal of Psychiatric and Mental Health Nursing, 14 (7): 696–742.

CNA – Canadian Nurses Association (2010): Canadian Nurse Practitioner Core Competency Framework. Online verfügbar: http://www.cno.org/Global/for/rnec/pdf/CompetencyFramework_en.pdf?epslanguage=en (Zugriff am 30.05.2015).

COLES, M. E.; FROST, R. O.; HEIMBERG, R. G.; RHÉAUME, J. (2003): »Not just right experiences«: Perfectionism, obsessive-compulsive features and general psychopathology. Behavior Research and Therapy, 41 (6): 681–700.

Cutcliffe, J. R.; Stevenson, C. (2008): Never the twain? Reconciling national suicide prevention strategies with the practice, educational, and policy needs of mental health nurses (part one & two). International Journal of Mental Health Nursing, 17 (5): 341–362.

Dammann, G. (2014): Chancen und Probleme des Recovery-Ansatzes aus psychiatrischer Sicht. Nervenarzt, 85 (9): 1156–1165.

Deegan, P. (2013): Ohne Hoffnung gibt es kein Recovery. Ein Interview: In: C. Burr, M. Schulz, A. Winter, G. Zuaboni (Hg.): Recovery in der Praxis. Voraussetzungen, Interventionen, Projekte.

DGPPN/Kordon, A.; Lotz-Rambaldi, W.; Muche-Borowski, C.; Hohagen, F. (2013): S3-Leitlinie Zwangsstörungen. Im Auftrag der Deutschen Gesellschaft für Psychiatrie und Psychotherapie, Psychosomatik und Nervenkunde (DGPPN). Online verfügbar: http://www.awmf.org/uploads/tx_szleitlinien/038_017l_S3_Zwangsstörungen_2013.pdf (Zugriff am 30.05.2015).

Dilling, H.; Mombour, W.; Schmidt, M. H. (2013): Internationale Klassifikation psychischer Störungen: ICD-10, Kapitel V (F) Klinisch diagnostische Leitlinien. Bern: Huber.

Doenges, M. E.; Moorhouse, M. F.; Geissler-Murr, A. C. (2002): Pflegediagnosen und Maßnahmen. Bern: Huber.

Ecker, W. (2006): Ambulante verhaltenstherapeutische Behandlung einer Patientin mit Zwangsgedanken. In: S. Fricke, M. Rufer, I. Hand (Hg): Verhaltenstherapie bei Zwangsstörungen. Fallbasierte Therapiekonzepte. München: Elsevier.

Fiechter, V.; Meier, M. (1998): Pflegeplanung. Basel: Recom.

Fineberg, N. A.; O'Doherty, C.; Rajagopal, S.; Reddy, K.; Banks, A.; Gale, T. M. (2003):. How common is obsessive compulsive disorder in a dermatology outpatient clinic? Journal of Clinical Psychiatry, 64 (2):152–155.

Förstner, U.; Külz, A.; Voderholzer, U. (2011): Störungsspezifische Behandlung der Zwangsstörungen. Ein Therapiemanual. Stuttgart: Schattauer.

Fricke, S. (2007): Umgang mit zwangserkrankten Menschen. Bonn: Psychiatrie Verlag.

Fricke, S.; Hand, I. (2013): Zwangsstörungen verstehen und bewältigen. 7. Aufl., Köln: Psychiatrie Verlag.

FRICKE, S.; KÖHLER, S.; MORITZ, S.; SCHÄFER, I. (2007): Frühe interpersonale Traumatisierungen bei Zwangserkrankungen. Eine Pilotstudie. Verhaltenstherapie, 17 (4): 243–250.

GENGE, U.; THISSEN, K.; SCHULZ, M. (2013): Pflegeexperten in der Psychiatrie. Psych. Pflege Heute, 19 (5): 247–253.

GERMER, C. K. (2005): Mindfulness. What is it? What does it mat ter. In: C. K. GERMER, R. D. SIEGEL, P. R. FULTON (Hg.), Mindfulness and psychotherapy:. 3–27. New York: Guilford.

HAND, I.; BÜTTNER-WESTPHAL, H.: (1991): Yale-Brown Obsessive Compulsive Scale (Y-BOCS). Deutsche Übersetzung. Verhaltenstherapie 1 (3): 226–233.

HAND, I. (2000): Verhaltenstherapie für Zwangskranke und deren Angehörige. In: MÖLLER, H. J. (Hg.): Therapie psychiatrischer Erkrankungen, S. 752–772. Stuttgart: Thieme.

HILLEBRAND, T. (2009): Die Expositionsbehandlung von Zwängen in der ambulanten Praxis. Das »3 × 3 Schema«. Psychotherapie Aktuell, 1 (3): 17–19. Online verfügbar: http://www.deutsche psychotherapeutenvereinigung.de/fileadmin/main/g-datei-download/Verbandspublikationen/Zeitschrift/2009/Psycho therapie_Aktuell_2009-3.pdf (Zugriff am 30.07.2015).

HILLEBRAND, T.; NIEDERMEIER, N. (2014): Intensive ambulante Expositionsbehandlung bei schweren Zwängen – zwei Modelle aus der Praxis für die Praxis. Verhaltenstherapie, 24 (3): 201–210. Online verfügbar: http://www.karger.com/Article/Pdf/366529 (Zugriff am 09.04.2015).

HOFFMANN, N.; HOFMANN, B. (2012). Expositionen bei Ängsten und Zwängen. Praxishandbuch. 3. Aufl., Weinheim: Beltz.

HOLLANDER, E. (1998): Treatment of obsessive-compulsive spectrum disorders with SSRIs. Britisch Journal of Psychiatry, Supplement 2, 35: 7–12.

HUPPERTZ, M. (2009): Achtsamkeit. Befreiung zur Gegenwart. Achtsamkeit, Spiritualität und Vernunft in Psychotherapie und Lebenskunst. Theorie und Praxis. Paderborn: Junfermannsche Verlagsbuchhandlung.

INC – International Council of Nursing (2014): Definition of Nursing. http://www.icn.ch/who-we-are/icn-definition-of-nursing. Deutsche Übersetzung durch den DBfK: http://www.dbfk.de/de/themen/Bedeutung-professioneller-Pflege.php (Zugriff am 30.07.2015).

Jensen, M.; Metzenthin, P. (2014): Advanced Practice Nursing (APN) im stationären psychiatrischen Setting: Eine Delphi Studie. In: Hahn, S.; Hegedüs, A.; Finklenburg, U.; Needham, I.; Stefan, H.; Schulz, M.; Schoppmann, S. (Hg.): Schwellen, Grenzen und Übergänge. Perspektiven und Herausforderungen für Betroffene, Angehörige, im Versorgungssystem, in der Forschung und Entwicklung, in der Gesellschaft. Vorträge, Workshops und Posterpräsentationen, 11. Dreiländerkongress Pflege in der Psychiatrie Bern, S. 89–95. Bern: Verlag Abt. Forschung/Entwicklung Pflege und Pädagogik, UPD Bern. Online verfügbar: http://www.pflege-in-der-psychiatrie.eu/files/kongressband/Kongressband_2014.pdf (Zugriff am 20.07.2015).

Knuf, A. (2004): Vom demoralisierenden Pessimismus zum vernünftigen Optimismus. Eine Annäherung an das Recovery-Konzept. Online verfügbar: http://www.gesundungswege.de/Recovery.pdf (Zugriff am 09.04.2015).

Kozel, B. (2015): Professionelle Pflege bei Suizidalität. Köln: Psychiatrie Verlag.

Külz, A. K.; Rose, N. (2013): Achtsamkeitsbasierte kognitive Therapie (MBCT) für Patienten mit Zwangsstörung. Eine Adaption des Originalkonzepts. Psychother Psych Med, 63 (8): 1–6.

Lakatos, A.; Reinecker, H. (2007): Kognitive Verhaltenstherapie bei Zwangsstörungen. Ein Therapiemanual. 3. überarb. Aufl. Göttingen: Hogrefe.

Maier, T. (2006): Vermüllung. Ein Fallbericht. Nervenarzt, 77 (5): 588–600.

Mate, G.; Ernst, M.; Purucker, M. (2010): Individualisierte Behandlung von Zwangsstörungen mittels Expositions-Reaktions-Management nach Operationalisierter Psychodynamischer Diagnostik. Psychiatrische Forschung, Supplement 1. Online verfügbar: http://www.psychiatrische-forschung.de/article/viewArticle/12 (Zugriff am 09.04.2015).

Mersdorf, E. (2014): Alles nur in meinem Kopf. Leben mit Obsessionen und Zwangsgedanken. Köln: Balance buch + medien.

Moritz, S. (2007): Assoziationsspaltung. Leitfaden zur Reduktion von Zwangsgedanken. Hamburg: Universitätsklinikum Hamburg-Eppendorf. Online verfügbar: http://www.uke.de/kliniken/psychiatrie/downloads/klinik-psychiatrie-psychotherapie/

Manual_Assoziationsspaltung_korrigiert_070824.pdf (Zugriff am 09.04.2015).

Neudeck, P.; Wittchen, H. U. (Hg.) (2005): Konfrontationstherapie bei psychischen Störungen. Göttingen: Hogrefe.

Neumann, A. (2005): »Metakognitionen bei Zwangsstörungen.« Inaugural-Dissertation in der Fakultät Psychologie der Otto-Friedrich-Universität Bamberg.

Neumann, A.; Geissner, E. (2007): Die Bedeutung der Metakognitionen für das Verständnis und die Psychotherapie von Zwang. Verhaltenstherapie, 17 (2): 116–121.

Olsen, T. (2007): From Primetime to Paradise. The Lived Experience of OCD in Hawaii. Fam. Community Health, 30 (2, Supplement): 59–70. Online verfügbar: http://www.hawaii.edu/hivandaids/From_Primetime_to_Paradise__The_Lived_Experience_of_OCD_in_Hawaii.pdf (Zugriff am 05.08.2015).

Peplau, H. E. (1952): Interpersonal relations in nursing. A conceptual frame of reference for psychodynamic nursing. New York: G. P. Putnam's Sons. Reprinted 1989, London: Macmillan Education. Reprinted 1991, New York: Springer.

Peplau, H. E. (1965): The heart of nursing: Interpersonal relations. The Canadian Nurse, 61 (4): 273–275.

Peplau, H. E. (2009): Zwischenmenschliche Beziehungen in der Pflege. Ausgewählte Werke. 2. Aufl., Bern: Huber.

Poppe, C. (2008): Störungsorientierte Psychotherapie bei Zwangsstörungen. In: Herpertz, S. C.; Caspar, F.; Mundt, C. (Hg.): Störungsorientierte Psychotherapie, S. 321–349. München: Elsevier.

Prestin, E. (2014): Heilsames Risiko. Inakzeptanz als Weg der Genesung. Psych. Pflege Heute, 15 (1): 41–44.

Reasor, J. E.; Farrell, S. P. (2005): The Effectiveness of Advanced Practice Registered Nurses as Psychotherapists. Archives of Psychiatric Nursing, 19 (2): 81–92.

Reinecker, H. (2009): Zwangshandlungen und Zwangsgedanken. Göttingen: Hogrefe.

Richter, D.; Schwarze, T.; Hahn, S. (2014): Was ist gute psychiatrische Pflege? Ergebnisse eines Forschungsprojekts. Psych. Pflege Heute, 15 (3): 125–131.

SALKOVSKIS, P. M. (1989): Cognitive-behavioural factors and the persistence of intrusive thoughts in obsessional problems. Behaviour Research and Therapy, 27 (7): 677–682.

SALKOVSKIS, P. M. (1999): Understanding and treating obsessive-compulsive disorder. Behavioral Research and Therapy, 37 (7): 29–52.

SANDERSON, H.; GOODWIN, G. (2013): Person-centered Planning. Helen Sanderson Associates: The Learning Community: Stockport. Deutsche Übersetzung: S. Doose, S. Göbel, O. Koenig. Bestellbar über wunschwege@lmbhh.de.

SEEL, M.; HURLING, E. (1997): Die Pflege des Menschen im Alter. Hagen: Brigitte Kunz.

SLADE, M. (2013): 100 Wege um Recovery zu unterstützen. Ein Leitfaden für psychiatrische Fachpersonen. Bielefeld: Fachhochschule der Diakonie. Hg. von M. Schulz, G. Zuaboni, M. Löhr, C. Abderhalden (Original 2009: 100 ways to support recovery. London: Rethink Mental Illness). Online verfügbar: http://www.dfpp.de/archiv/dfpp/100Wege_Recovery.pdf (Zugriff am 21.04.2015).

STRENGLER-WENZKE, K.; BECK, M.; HOLZINGER, M.; ANGERMEYER, M. C. (2004): Stigmatisierungserfahrungen von Patienten mit Zwangserkrankungen. Fortschritte Neurologie Psychiatrie, 72 (1): 7–13.

STRENGLER-WENZKE, K.; TROSBACH, J.; DIETRICH, S.; ANGERMEYER, M. C. (2004): Coping strategies used by the relatives of people with obsessive-compulsive disorder. Journal of Advanced Nursing, 48 (1): 35–42.

SÜSS, D.; ARX, C. V.; MARXER, M. (2002): Kommunikationsstrategien in der Gesundheitsförderung. Eine Studie zur optimalen Gestaltung von Botschaften in Gesundheitsförderungskampagnen. Zürich: Hochschule für angewandte Psychologie: Online verfügbar: http://psychologie.zhaw.ch/fileadmin/user_upload/psychologie/Downloads/Forschung/Kurzbericht_Kommunikationsstrategien_in_der_Gesundheitsfoerderung.pdf (Zugriff am 09.04.2015).

TOMINSCHEK, I.; SCHIEPEK, G. (2007): Zwangsstörungen. Göttingen: Hogrefe.

Voderholzer, U.; Müller, M.; Külz, A. K. (2014): Störungsspezifische Therapie der Zwangsstörungen. Psych up2date, 8 (1): 21–37.
Watzlawick, P. (1983): Anleitung zum Unglücklichsein. München: Piper.
Wells, A.; Matthews, G. (1994): Attention and Emotion. A Clinical Perspective. Hove: Erlbaum.
Zuaboni, G.; Abderhalden, C.; Schulz, M.; Winter, A. (Hg.) (2012): Recovery praktisch! Schulungsunterlagen. Universitäre Psychiatrische Dienste Bern. Online verfügbar: http://www.sanatorium-kilchberg.ch/data/Recovery_praktisch_PDF_Version_2012_7606.pdf (Zugriff am 21.04.2015).

FSC
www.fsc.org
MIX
Papier | Fördert
gute Waldnutzung
FSC® C083411